康復治療

中西 薈萃科研

香港理工大學康復治療科學系

序

　　香港佔有獨特而優越的地理位置，是中西薈萃之地。在香港理工大學（理大）全力支持下，康復治療科學系在 1996 年成立中西薈萃之康復治療科學中心，目的是融合西方康復科學與中醫學的研究來創造知識。經過康復治療科學系團隊努力耕耘，其研究成果屢次發表在權威的科學期刊上，馳譽中外。團隊更進一步將研究發現轉化成教育學科，並推廣到康復治療的不同範疇上。

　　適逢學系去年慶祝成立四十周年，系主任曾永康教授領導系內精英寫成本書，作為紀念。本書以淺白的文字，將研究內容呈現在不同背景的讀者（包括長者、中風人士、認知障礙、心血管和肺部疾病等患者）面前，再配以臨床實例，幫助他們將中西康復醫學知識和技術，如健身氣功、太極、針灸及香薰治療等應用到日常生活中。

　　最後，我以理大的承諾「啟迪思維，成就未來」勉勵康復治療科學系團隊「啟迪中西康復思維，成就健康國民未來。」

陳正豪

香港理工大學暫任校長
陳正豪教授

中西薈萃之康復治療科學中心在時任康復治療科學系系主任許雲影教授提倡下，成立於 1996 年，並在多份國際知名期刊及學術雜誌發表了不少文章，將中西薈萃的最新醫療研究和認知廣泛宣傳至國際康復界，讓世界了解傳統中國康復醫學如針灸、太極、氣功及八段錦等，如何應用在職業治療和物理治療等康復醫療上。

趁着康復治療科學系慶祝 40 年周年，以及中西薈萃之康復治療科學中心成立超過 20 年的契機，慶祝委員會將以往有關中西薈萃之康復科學的文章輯錄成書，以配合香港理工大學提倡將科研成果轉化為實用知識的理念。全書以淺白的文字記錄學系專家在中西薈萃之康復科學的科研成果，以及如何在日常生活中應用，希望普羅大眾能學以致用，並裨益各界。

香港理工大學
康復治療科學系
鄺美雲社會心理健康教授
教授及系主任
曾永康教授

目錄

中西薈萃之康復科學中心

從理念到實踐

許雲影教授

我們的使命是採用中西結合的方式，通過跨學科的高質素教育來提升西方康復治療技術的應用。跨學科研究將為這種高質素教育提供養分，同時也支持以實證為基礎的康復治療服務。我們的教育和科研活動的獨特性將決定香港和中國內地康復服務的發展，令我們作為地區性康復中心的地位得到全球認可。

◾️ 序幕

　　1995 年 1 月某天，我正坐在麥基爾大學物理與職業治療學院的辦公室裏，聽見有人敲門。來訪者是來自總部設在芝加哥的國際獵頭公司的招聘官，他受託於香港理工大學（理大）校長潘宗光教授，正在尋找一位能夠領導理大康復治療科學系發展的系主任。當我意識到理大的物理治療（PT）和職業治療（OT）課程是香港乃至中國內地唯一的課程時，同年 2 月我便決定飛往香港接受理大研究委員會的面試。當時我已是麥基爾大學的正教授了，並已完成作為物理與職業治療學院主任的工作。在任期間，我於 1988 年開辦了加拿大康復治療科學領域的首個博士課程。當時我需要離開在加拿大的家人前往香港，而理大的職位對我必須具有足夠獨特的意義。在理大面試時，我表示希望能善用香港獨特的地理位置，在康復治療科學系內建立一個中西薈萃之康復治療科學中心，以追求康復治療在教學、科研和服務上的卓越發展。讓我驚訝的是，潘校長和招聘委員會對我的提議表現出極大興趣。

　　同年 7 月 31 日，我回到了香港這個孕育我成長的城市。

◾️ 創建中西薈萃之康復治療科學中心的前奏（1996-1999）

　　當我剛到理大時，發現這裏的教學能力非常強大，尤其是實踐和臨床應用的教學。大部份教授物理治療和職業治療本科課程的教員正在攻讀博士或碩士學位。那年秋天，當中五位獲得了博士學位，包括（按姓氏首英文字母順序排列）陳智軒、鄺適存、李潤華、吳賢發和譚聲輝，學術的萌芽初見端倪。但學系如需要卓越的發展，大量優秀的員工便是關鍵。因此，在 1996 年我們與生物醫學工程學系合作，成功申請了康復治療科學和生物工程領域的卓越學科領域撥款，而當時只有四個提案獲得撥款。我們在 1997-1999 年度獲得了一千萬港元撥款，當中康復治療科學系獲得了 700 萬港元的資金，可謂久旱逢甘露。從那時起，我們的科研成果開始了突飛猛進的發展（見表一和表二）。

　　生物工程方面的研究在國際學府之間一直競爭激烈，例如麻省理工學院、史丹福大學、劍橋大學和蘇黎世聯邦理工學院。故此，為該學科建立國際化的優良聲譽是需要時間的。相反，我們學系是當時在香港和中國內地唯一的物理治療及職業治療本科課程。為使我們的課程能從中國走向世

界，我們便需要尋找一個獨一無二的領域，而這個領域必須是香港獨有的。

1997 年香港回歸，並被授予自治的權利。一夜之間，香港從以往作為中國的「視窗」變成了現今通往中國內地的「大門」，同時仍然帶着 99 年悠久的英國傳統和文化。你能找到一個更好的地方將中醫（TCM）與西方康復的精髓互相融合嗎？然而，生物醫學工程學系對此有另一看法。因此，在 1999 年我們提交了一份策略發展領域撥款（ASD）的提案，旨在康復治療學系的推動下設立「中西薈萃之康復治療科學中心」。

為了更清楚展現背後的概念與歷史，我將在下文引用策略發展領域撥款提案的部份內容，也會談及我在擔任系主任（1995-2005）和中心主任（1996-2006）期間中心所做的工作及其影響。

使命

我們的使命是採用中西結合的方式，通過跨學科的高質素教育來提升西方康復治療技術的應用。跨學科研究將為這種高質素教育提供養分，同時也支持以實證為基礎的康復治療服務。我們的教育和科研活動的獨特性將決定香港和中國內地康復服務的發展，令我們作為地區性康復中心的地位得到全球認可。

香港和中國的社區需求

1995 年當我剛到理大時，康復治療科學系是香港唯一的職業治療和物理治療課程，當時中國內地還未開設此類課程。

香港當時的人口近 620 萬，而據報導，超過 25 萬殘障人士需要康復服務。日益增加的服務需求導致治療師人手嚴重短缺。為解決這個棘手問題，應大學教育資助委員會的提議，我們在 1996 年夏天起連續五年（1996-2001 年）增加了本科職業治療（從原來的 45 人增加到 90 人）與物理治療（從原來的 80 人增加到 150 人）課程的收生人數。由此帶來的資源增加，亦為康復治療科學系提供了額外的發展機會。

當時在中國內地，殘障人士的數目遠遠超過六千萬人。為了滿足對康復服務的迫切需求，部份國內大學計劃提供更高品質的康復治療課程，課程內容不僅包括物理治療和職業治療，還包括語言治療和臨床心理學。這些大學在開辦課程時，曾向我們學系尋求協助。這些來自中國各地的需求

11

標誌着理大在康復治療課程的領導地位，而我們對這些在中國內地的項目發展亦發揮了直接的影響力。

━━● 獨特性和創新性

我們的獨特性在於：

1. 通過注重融合西方康復科學與中醫學的有力研究計劃來創造知識－這是世界上獨一無二在康復學科領域的使命；
2. 本學系為香港及中國內地唯一的物理治療及職業治療課程提供者；
3. 隨着人口老化，社區對康復服務的需求增加了，由此衍生的課程項目帶來了無可比擬的機會；
4. 從世界各地招募大量具有豐富經驗和資格的團隊，據我們所知，這在國際舞台上是首創（參見第四節）；
5. 擁有豐富專業知識的教職科研人員採用非傳統及跨學科的方式來解決與社會需求相關的康復主題；以及
6. 與本地機構、中國內地、澳洲、歐洲、加拿大和美國等地的戰略合作夥伴關係，形成一個世界上史無前例的康復治療學網絡。

我們的創新性在於：

1. 利用香港的戰略地理位置，在一項新獲批准的課程中提供最好的中西實踐方式，此項課程被專業評估部門於 1998 年 5 月評為是「真正有創意的」，此專業評估部門由七人組成，其中兩人為海外專家；
2. 通過整合科研、培訓、教學、服務及基於社會經濟學有關的問題，制定出一套跨學科的計劃，即老年、疼痛和中風康復；
3. 結合神經科學、心肺生理學、生物力學、運動和社會科學等多種研究方法，解決所提出的研究主題；
4. 來自跨學科研發的產品可促進更多實惠且具有成本效益的康復服務和教育。特別是康復和教育技術，將是我們創新的產物。我們最終的目標是將這種技術通過在中國內地創辦的康復服務，在國內的康復社區推廣。

大批高素質團隊

我們學系在當時已有 49 名全職學術人員，他們分別來自澳洲、英國、加拿大、芬蘭、印度、以色列和美國。如前所述，在 1995 年秋季，我系在臨床助理及以上職位的教職人員有 39 名人，其中包括我在內只有六人擁有博士學位，佔全系員工比例的 12.8%（見圖一）。至 2005 年，我系 37 名教職人員中已有 34 人取得博士學位，所佔比例躍升至 91.9%。據我所知，我系的博士人員是當時全世界職業治療和物理治療課程中比例最高的。我系職員的專業在以下幾方面達到世界先進水平：

- 肌肉骨骼康復 — 包括與疼痛有關的領域，例如生物力學、解剖和運動生理學；
- 神經康復 — 包括神經、老年病學和社會科學。

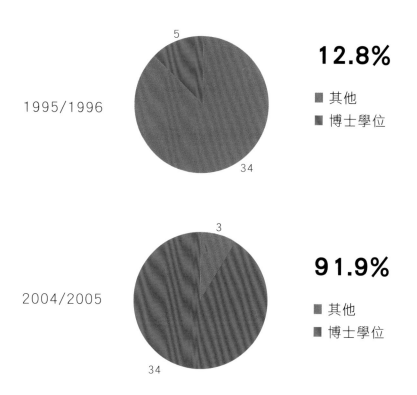

12.8%

1995/1996

■ 其他
■ 博士學位

5
34

91.9%

2004/2005

■ 其他
■ 博士學位

3
34

圖一：獲得博士學位的學術員工

當我在 2006 年離開理大時，中心已有 13 名具有多種學科專業知識的全職教學人員，指導共 20 名博士生（八名全日制及 12 名非全日制）及 20 名碩士研究生（六名全日制及 14 名非全日制）。遺憾的是，中心骨幹譚聲輝教授不幸於 2005 年 9 月去世。我們的合作和顧問團隊有 19 位不同領域的專家，他們分別來自理大的另外兩個學系、香港大學的四個學系、香港中文大學的一個學系、四間本地醫院、數間老人中心、11 間中國機構，以及來自其他八個國家（澳洲、加拿大、德國、以色列、日本、瑞典、英國和美國）的 22 家海外機構。

中西薈萃之康復治療科學中心成員名單（2006 年）

首席研究員： 許雲影教授

共同研究員： （按姓氏首英文字母排序）

歐陽淑賢博士	梁展鵬博士
陳智軒教授	麥潔儀博士 （於 2001 年 12 月開始）
趙帶榮博士	
符少娥博士	文偉光博士
賀菊方博士	吳賢發教授
鍾斯綺文教授 （於 2001 年 12 月開始）	曾永康博士 （於 2001 年 12 月開始）
	曾偉男博士

科研

科研計劃

像其他地方一樣，香港正步入人口老化社會。在 2000 年，香港的 65 歲以上人口已被預計會達到總人口的 12%，且有進一步增長的趨勢。在人口老化帶來的各種問題中，眾所周知的高風險就是老年人跌倒。故此，我們相應地在該領域的科研計劃中，特別針對改善平衡和感覺運動控制系統的鍛鍊項目。香港的地理位置優勢，適合進行中國傳統運動的研究，例如太極這項有效控制平衡的理想運動。

康復政策白皮書（1995）強調以社區方案解決香港市民醫療需求的重

要性。太極拳是一項家傳戶曉且頗受歡迎的傳統運動，旨在維持身心健康，被視為有效改善人體生理和心理狀態。不過，當下還缺乏有效的研究證據來證實這些想法。中草藥和跌打亦是華人社會一直普遍使用的治療方法。而這些華人治療方法的功效仍需系統和科學的驗證。

在香港，大部份殘疾人士的身體殘障是由肌肉骨骼肌疾病引起的；例如背痛或關節炎引致的疼痛，和漸進性頸部疼痛以及中風等神經系統疾病。亞洲中風諮詢小組（Asian Stroke Advisory Panel，1990）的一份報告指出，每十萬人口中就有 150 至 200 人發病。與治療有關的成本因而大增，患者的生活質素亦會降低，也會因為患者及其照顧者的缺勤而導致巨大的時間損失。

我們認為將沉澱幾千年來的中醫治療精髓，與當下最好的西方康復治療結合，或會是解決這些社會需求最有效的治療策略。如上所述，這些需求與老年人的跌倒風險以及高病發率的關節炎和中風是密不可分的。我們將這些需求結合我系員工的專業知識，設計出以下三大主要研究主題：

1. 傳統中醫：太極拳、氣功和傳統中草藥
2. 中西結合的疼痛治療
3. 中風的康復治療

傳統中醫

太極拳與老年人健康和康復的研究

自 20 世紀 70 年代中期以來，中國的研究人員便開始着手研究太極拳的療效。然而，這些研究因缺乏嚴格的實驗設計及對照研究而受到質疑。西方關於太極拳療效的文獻最早出現於 20 世紀 80 年代，這些寥寥的研究項目主要針對關節活動度、平衡力、心肺功能和代謝反應等幾個籠統範圍。這些初步結果表明，太極拳可能具有正面的療效，但針對太極拳具體治療療效的有力科學研究仍然缺乏。因此，我與曾偉男博士、賀菊方博士和文偉光博士一起在新建立的實驗室，就太極拳對人體的影響進行全面及多方式的探索研究。圖二展示了 33 間實驗室中，有三間實驗室於 2005 年成立，分別是神經康復實驗室、平衡和運動評估實驗室以及運動生理學實驗室[註]。

我們的研究主要分為三個階段。首階段探討太極拳對健康老年人的平衡控制、關節本體感覺和神經肌肉功能的特定療效，第二階段研究練習太

極拳對皮層感覺活動在腦電圖和心血管系統中的影響，至於第三階段則研究練習太極拳對認知方面的影響。

註：截至 2005 年所增加的 20 間新實驗室，令學系佔地面積擴大了 165%，從 1995 年的 2,892 平方米增加至 2005 年的 4,798 平方米。

運動生理學實驗室

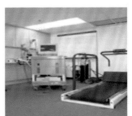

平衡和運動評估實驗室

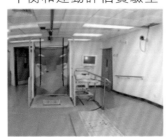

神經康復實驗室

實驗室總數	
1995	2005
13	33

254%

圖二：我們的研究設施

　　我與曾偉男博士合作探討有關太極拳對老年人健康影響而進行的一系列研究，至少有 25 家本地及海外媒體報導，包括多次電視採訪。這揭示了世界各地對我們太極拳研究的廣泛興趣，例如美國運動醫學學院在 2004 年 4 月 4 日發佈的新聞稿中，引用了曾偉男博士和我在《運動醫學與科學期刊》（Medicine & Science in Sports & Exercise）所發表的研究結果。該研究結果顯示，經過四星期的太極拳訓練後，實驗組在一組特定的平衡測試中表現明顯優於對照組（影響因數是 4.459）。而一項驚人的發現是，參與研究的老年人皆為太極拳初學者，他們的表現與經驗豐富的太極拳練習者不遑多讓。

　　後來，我們將太極拳運用到中風的康復訓練上。歐陽淑賢博士和我通過一項隨機臨床對照試驗發現，12 個星期的十二式太極拳練習能顯著改善慢性中風患者站立時的平衡能力（影響因數為 4.617）。這項研究發表於《神經康復和神經修復期刊》（Neurorehabilitation and Neural

Repair），同時，國際知名的《紐約時報》也在 2009 年 4 月 7 日報導了這項發現。

氣功與抑鬱症的研究

在 2001 年，曾永康博士加人中心，並為我們的患者研究增添了重要的心理社會維度。他帶領的一項臨床試驗發現，經過八星期的氣功練習，實驗組在情緒、自我效能、個人幸福以及自我概念的身體和社會領域，所得評分相比於對照組皆有顯著改善。這項研究已於 2006 年在《國際老人精神病學學刊》（International Journal of Geriatric Psychiatry）發表（影響因數為 2.94）。

傳統中草藥在組織損傷方面的研究

長久以來，中草藥一直被跌打師傅用於治療骨折和軟組織拉傷。有報導指中草藥能解決血腫、減少組織損傷和促進傷後修復。這些發現為將中草藥用於骨傷科和整形外科提供了科學依據。然而，儘管中草藥廣泛應用於治療肌肉及骨骼損傷方面，但一直尚欠對中草藥在生物力學方面改善組織修復的功效的研究。因此，吳賢發教授帶領他的科研小組開展了一系列實驗，用大鼠模型比較中草藥和低能量鐳射療法對軟組織修復的影響。

中西結合的疼痛治療

R. Melzack 和 P. Wall 教授在 1965 年提出的疼痛門控學說（Gate Control Theory）中指出，刺激大直徑的傳入纖維可通過小直徑疼痛傳入纖維，從而減少疼痛信號的傳播並抑制疼痛感的辨別和感知。這種典型的疼痛理論已被應用於臨床實踐。通過表面電極施加到觸發點的經皮神經電刺激療法（TENS）逐漸成為西方治療肌肉骨骼及疼痛的常用方法。

在美國乒乓球外交推動下，尼克森在 1972 年正式訪華。與此同時，中國針灸能緩解疼痛的功效也為西方國家知曉。中國早期的研究發現，針灸可以刺激大直徑的纖維，令疼痛在 30 至 45 分鐘內顯著緩解，並具有持久效果。我以往在麥基爾大學所做的研究表明，經皮神經電刺激療法如同針灸一樣，可刺激人體中大直徑 β 纖維，更可能是 α 纖維。我們還發現，經皮神經電刺激療法所產生的鎮痛作用具有緩慢起效和延長的效應，這種作用與針灸鎮痛作用的時間和程度相若。時至今天，經皮神經電刺激療法的應用具有優於傳統針灸的優勢，因為它是非侵入性的治療，使用表面電

極片而非針灸針，因而將可能感染的風險減至最低。由此也產生了一個問題：將經皮神經電刺激療法應用於針灸穴位，會否減輕臨床上的疼痛？這療法適用於哪種疼痛情況呢？

據報導，骨關節炎（OA）影響 63% 至 85% 年齡高於 65 歲的人士。頸椎疼痛是香港成年人中越見普遍的肌肉骨骼疾病，可能由於過度使用電腦和其他電子產品所致。一份中文版的頸部殘疾指數問卷對香港人口來說是有需要的。因此，我與鄭荔英博士和趙帶榮博士，在中心開展了一系列關於骨關節炎和頸椎疼痛的科研項目。14 家本地報章以及兩次電視採訪，報導了我們有關在穴位上使用經皮神經電刺激療法而減少骨關節炎膝關節疼痛的研究結果。

2001 年，著名的臨床心臟康復專家鍾斯綺文博士加入了中心，為我們的研究方向開啟了呼吸康復的新章。通過一項臨床對照試驗，她的團隊發現運用經皮神經電刺激療法在相關穴位上，能顯著提高哮喘病人在運動時的呼氣流量。

中風康復的創新計劃

2001 年，醫院管理局指出香港錄有 26,776 宗中風事件。患者在中風後，最常出現麻痹和痙攣所導致的上下肢功能障礙（80%-90%）。以往我在麥基爾大學和我首位博士生 Mindy Levin（現為正教授）進行的研究發現，將經皮神經電刺激療法重複應用於膝關節周圍的穴位連續三星期，可顯著降低踝關節蹠屈的臨床痙攣評分、降低其過度活躍的拉伸反射，並改善慢性中風患者麻痹踝蹠屈等長收縮的最大肌力。基於這些發現，我與燕鐵斌教授、畢勝教授、陳智軒教授和伍尚美博士這四位合作者，在中心啟動了四項關於中風患者的對照臨床試驗。我們總體的研究目標是探討不同治療方法在不同環境中對患者中風後恢復功能的作用，研究的治療方法包括功能性電刺激、經皮神經電刺激、心理意象訓練、任務相關訓練和家庭康復計劃。

2005 年 1 月 7 日，路透社新聞報導了我和中山大學的燕鐵斌教授在《中風期刊》（Stroke）（影響因數為 6.032）發表的研究成果。另一項與伍尚美博士合作在《中風期刊》發表的研究表明，隨機接受經皮神經電刺激療法及任務相關訓練的患者，與單獨接受經皮神經電刺激療法的患者

相比，踝關節背屈和蹠屈肌力的力矩有顯著提高。與單獨接受經皮神經電刺激療法、安慰電刺激療法和未治療組相比，接受經皮神經電刺激療法及任務相關訓練的中風患者的步行速度有顯著改善。這些來自家庭康復計劃的研究結果，在 2007 年 11 月 12 日分別被《今日神經學期刊》（Neurology Today）、美國神經疾病學會官方出版物 7(7)：30 以及路透社新聞報導。此外，共 14 家本地和國際媒體包括三次電視節目，亦報導了我們的研究結果，反映了全球對我們中西結合的中風康復策略發生了濃厚興趣。

除了研究臨床患者外，梁展鵬博士亦運用了電針加經皮神經電刺激療法以研究其對於動物大腦局部缺血模型的影響。該研究結果為組織層面上理解的潛在恢復過程提供了依據。

▄▅▆ 中心的研究成果：1995-2005 年

研究經費

1995 年秋天我到理大不久，便着手中心的籌備工作。十年當中，我們共獲得四次連續的撥款。如前所述，我們獲得一個與生物醫學工程學系合作的卓越學科領域撥款（AoE），其後就是 1997 年至 2006 年的三個區域戰略發展撥款（ASD），金額總達 2,800 萬港元，具體撥款如下：

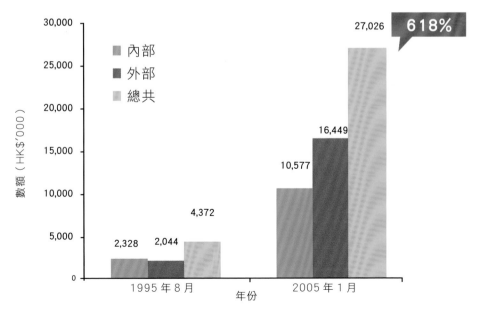

表一：獲得研究撥款的總額

- 1997-1999 AoE 撥款 700 萬港元（與 BME 合作）
- 1999-2001 ASD 撥款 1 千萬港元
- 2001-2002 ASD 撥款 200 萬港元
- 2002-2005 ASD 撥款 900 萬港元（延長至 2006 年 6 月 30 日）

這些資金是我們在 1995 年至 2005 年間科研產量飛躍的關鍵推動力，這一產量超越物理治療和職業治療課程，甚至以北美標準也無法比擬。以科研撥款為例，除了 ASD 撥款外，我們還成功吸引了各種校外資助機構的資金，如研究資助局（Research Grants Council）、醫療服務研究基金（Health Service Research Fund）、大學教育資助委員會（University Grants Committee）、職業安全健康局（Occupational Safety and Health Council）、康體發展局（Sports Development Board）、英國文化協會（British Council）及工業署（Industry Department）等。表一顯示，外來的科研撥款總額從 1995 年 8 月的 2,044,000 港元增加至 2005 年 1 月的 16,449,000 港元，在十年間顯著增加了 804.7%。在此期間，內部和外部撥款總額增加至原有的 618%。

科研著作發表

更值得注意的是，我們中心科研成果的發表在質和量皆有巨大飛躍。表二顯示我們在大學教育資助委員會報告中的科研著作總數，從 1994-1995 年的五篇到 2003-2004 年的 86 篇，史無前例地躍升了 1,720%！從質素來看，我們的出版著作在同一時期由兩篇增加至 64 篇。如前所述，部份研究項目更在具有高度影響力的學術期刊上發表，包括《中風期刊》（Stroke）（影響因數為 6.032, 2016）、《神經康復和神經修復》（Neurorehabilitation and Neural Repair）（影響因數為 4.617, 2013），以及《運動醫學與科學》（Medicine & Science in Sports & Exercise）（影響因數為 4.459, 2013）。在我加入理大之前，1994-1995 年活躍研究人員的數量為「0」，這一數字在 2002-2003 年增加至 31.3。

中心科研活動的重要性和生產力，亦可從本地及國際社會對中心的興趣中反映。正如前文提及中心各項主要科研計劃，合共有 53 家報章、新聞雜誌、專業機構的官方出版物，以及本地電視台報導了我們中西合璧的康復治療中心的研究成果。

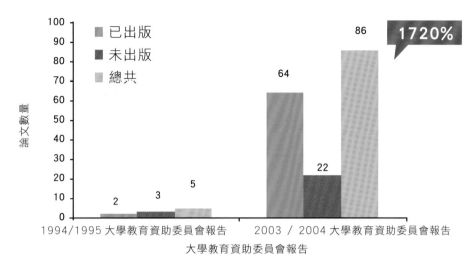

表二：研究著作發表

教學

一個嶄新的中西結合課程

我們不斷透過科研和探索新知識領域，推進卓越的教學水平。我們利用香港處於東西交匯的地理位置，設計了一項新穎及具前瞻性的獨特課程。西醫和外科手術為「急性」病症提供了重要的治療方法，而中醫則為治療「慢性」病症提供了另一種可選擇的整體醫療方法。有見我們具備課程開發的經驗，我相信我們可以把針灸和太極拳等中醫治療方法，與來自世界各地最好的西醫康復方案結合，即來自澳洲的手法治療及來自北美的兒科和神經康復治療，以加強西醫康復的實踐能力。1999 年秋天，我們為理學碩士課程開設了新的針灸課程。其後，我們在物理治療（榮譽）理學士本科課程，亦新增了一門針灸課程。為了這門選修課，我們從中山大學開始，與國內的重點醫科院校合作開展臨床實習。在 1998 年 5 月進行的學系評審中，評審小組批准將我們的兩項本科課程升級為職業治療（榮譽）理學士和物理治療（榮譽）理學士課程，並評價我們的課程「真正具有創新性」。

隨着中西合璧的浪潮，我們的第二個課程計劃着眼促進學生具備更宏觀的全球願景與視野，我們致力透過海外臨床實習來實現這目標。表三顯示我們的物理治療（榮譽）理學士學生的境外臨床實習人數，已從 1996-1997 學年的兩人增加至 2003-2004 學年的 17 人，增幅達 850%！這些臨床實習位於台灣、新加坡、澳洲、英國和加拿大。在此，我們要感謝

楊雪姬博士的慷慨捐贈，使我們能夠妥善安排學生參與境外的臨床實習。

我們亦透過招收國際學生來港進行臨床實習，以促進中西醫學的文化交流。我系從原來的 1996-1997 年並無國際學生參與臨床實習，至 2003-2004 職業治療（榮譽）本科課程共有八位來自澳洲和英國的學生參與臨床實習（表三）。

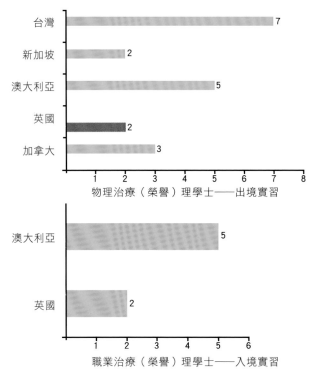

表三：臨床實習

研究生

當我在 1995 年 7 月 31 日抵達理大時，學系並無在讀研究生。表四顯示我們在 1995 年秋季首次收錄在職研究型碩士和博士學生。接着在 1996 年，我們招收了全日制研究型碩士學生，1997 年則招收了全日制博士生。值得注意的是，當我們來自國內的博士畢業生返回他們的資助機構時，他們在重點的醫科大學醫院被提升為教授、系主任或康復中心主任。例子（按時間順序排列）包括華中科技大學同濟醫學院的黃曉琳教授、北京大學第一醫院王寧華教授、中山大學附屬第二醫院燕鐵斌教授，以及解放軍總醫院畢勝教授。他們在該學科所擔任的領導職位，令他們已成為中國內地康復醫學領域的中流砥柱了。

學習模式和學位	首次招生（年份）	截至 2005 年 1 月的研究生數量
全日制博士	1997	15
非全日制博士	1995	18
全日制研究型碩士	1996	16
非全日制研究型碩士	1995	28

表四：研究生

服務

康復治療診所

我相信一間駐校的康復診所應以相互促進的方式融合服務、教學（臨床教學和實習安排）與臨床科研，以求達致三方合作。為促進中醫與西方康復的融合，我聘請了一位中醫執業醫師與我們診所內的物理治療師和職業治療師一起工作。1997 年 2 月我們透過 AOE 的撥款聘請了黎漢新博士出任診所經理，有賴他的推廣工作，社區對康復診所服務的需求呈指數級增長。

我們感謝時任校長潘宗光教授慷慨分配地方，讓我們能夠將康復診所從 ST 樓側翼的地下室搬到 AG056（349 平方米）更大的場地。由於 AG056 位於理大主要入口並鄰近的士上落點，故方便了就診的疼痛患者或有功能障礙的人士。接替黎漢新博士擔任兼職診所經理的符少娥博士，以其卓越的臨床經驗與技術，致力在康復診所實施中西結合的治療方案，令診所的臨床治療技術更上一層樓。她卓越的管理以及她的團隊成功為貴賓和其他患者提供治療，因此贏得口碑而聞名全港（見圖五）。表五顯示，隨着空間更大和以科研為基礎的康復治療方法的實施，診所的總收入從 1995 年微不足道的數額增加至 2004 年約 400 萬港元。

診所還為由譚聲輝教授領導、旨在開發尖端康復技術的 ASD 團隊，提供了理想的臨床測試場所，例如下文所述的網上康復專家管理資訊系統。

- 基於 AOE 在 1997 年撥款建於 ST 樓側翼的地下室
- 新址：
  - 鍾士元樓 AG056
  - 面積：349 平方米

康復治療診所	1995	2004
總利潤	-	HK$3,976,942
諮詢利潤	HK$119,554	HK$1,485,941

表五：我們的康復治療診所

網上康復專家管理資訊系統

我們的目標是設計一個網上康復專家管理資訊系統，以促進研究、教學和服務的整合，其數據庫包括疼痛和神經系統疾病患者的多維康復資訊。該系統包含一組幫助用戶獲取有關疼痛治療和中風康復資訊的記錄，這些資料可記錄和改善康復結果評估和報告、基於實證的臨床推理、專業器材和設備的設計以及不斷更新的臨床觀點。除了改善患者的記錄和相關管理任務外，由譚聲輝教授與文偉光博士、符少娥博士、麥潔儀博士、歐陽淑賢博士和我合作研發的數據庫管理系統，也推動了康復和臨床教學的研究。它的意義在於作為一個專家系統，能夠促成所存儲的病人資料和綜合知識庫之間自動進行互動。該系統會引用資料分析和決策技術，可幫助治療師改善他們的診斷和治療。當治療計劃可能涉及患者的禁忌症狀時，自動警報系統會發出警告。

我們在三年內成功開發了上述的基礎設施，其中包括互動式多媒體關聯數據庫管理、科學驗證用於精確評估各種疼痛、中風和認知功能障礙的評估方法，以及康復診所使用的患者預約和賬戶系統。2004 年，台灣長庚紀念醫院院長黃美涓博士在訪問診所期間，購買了康復專家管理資訊系統。

感謝蕭式璋先生和他的技術團隊的大力支持，令 ASD 團隊得以成功開發智能康復硬體和軟件，包括

1）智能記憶訓練平台；

2）抓力和捏力訓練夾持器；

3）用於數據的彈力傳感器，以及

4）用於平衡訓練的智能反饋平台。

在這些智能遙距康復設備的幫助下，我們成功透過診所的遙距模式，為認知障礙或中風患者提供家居或社區診療服務。

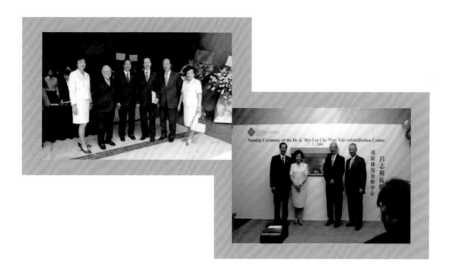

圖三：捐贈典禮
呂志和伉儷遙距康復治療中心

基於這些創新突破，我得到了呂志和博士伉儷的慷慨捐款，於 2004 年在診所建立了一所遙距康復中心（圖三）。我們非常感謝呂博士伉儷給予我們夢想的翅膀，讓我們開創了遙距康復之路，為無法離家或偏遠地區的患者帶來益處。

◀▬ 外界聯絡與合作夥伴

我深信若沒有廣泛的合作夥伴網絡，例如下列與我們合作的本地、國內和海外夥伴，我們將無法打造出如此優秀的區域中心：

香港

香港中文大學和香港大學是我們最主要的科研合作夥伴，當時我們曾有 15 個項目同時進行。我們甚至共同組織會議，例如在 2006 年我們便合辦了兩次國際性會議。

在臨床方面，最主要而創新的舉措是理大與伊利沙伯醫院、醫院管理局和東華三院簽署了合作備忘錄，以建立在臨床實習、教學和科研方面的合作夥伴關係。我衷心感謝周一嶽醫生（時任伊利沙伯醫院行政總裁）和楊永強醫生（時任衞生福利局局長）在我任職理大期間給予不懈的支持和信任。我還要感謝 Frank Leung 先生（時任東華三院執行總監）為我們物理治療和職業治療的學生設立了培訓獎學金。

中國內地

我們與中國內地保持緊密聯繫，透過在國內的重點醫院舉辦研討會並利用交流計劃的形式建立其康復部門，我們的願望是協助內地具有策略意義的重點醫學院校建立自己的培訓計劃。「培訓師資」計劃（Train the Trainers）旨在培訓人才成為中國內地未來康復科學領域的教育工作者和學者，我們在 1990 年代後期收錄了五名中國內地康復醫學的醫生，其中兩名來自北京和廣州，一名來自武漢。

國際

我們透過舉辦公開講座和持續教育研討會，積極推動世界級科學家和專業人士的學術訪問。為進一步培養員工和學生的國際視野，我們與海外部份機構建立了密切聯繫，以進行科研合作和臨床實習。當時與我們合作的機構包括澳洲的科廷科技大學、墨爾本大學和悉尼大學；英國的斯特拉斯克萊的大學、倫敦帝國理工學院和肯特大學；奧地利的維也納大學；加拿大的麥基爾大學、卡爾加里大學，以及美國的匹茲堡大學等。我們亦與這些海外大學簽署了有關臨床實習的合作備忘錄。

泛太平洋康復會議（PPCR）

　　為推廣有關太極拳、氣功、草藥、針灸和經皮神經電刺激療法在促進老年健康、疼痛治療以及中風、神經、心血管和認知康復方面等效用的新發現，我們中心率先組織了康復科學領域的泛太平洋地區會議。

　　從 1998 年開始，我們每兩年組織一次會議，以促進太平洋地區學者和臨床醫生之間就科研成果進行深入交流和討論。1998 年，我們在廣州與中山大學合辦了第一屆泛太平洋康復會議，其後在 2000 年、2002 年、2004 年和 2006 年我們在香港籌辦了接下來的四屆泛太平洋康復會議。圖四是當時的衛生福利局局長楊永強醫生於 2004 年出席了我們與香港職業治療學會（HKOTA）及香港物理治療學會（HKPA）合辦的第四屆泛太平洋康復會議開幕式。在此，我要感謝劉慕儀博士（物理治療）和陳恩賜先生（職業治療）這兩位學會主席，以及各位非政府機構負責人，感謝他們一直以來鼎力支持我們的教學和科研工作，給予我們學生實習場地等資源及與患者接觸的機會。

開幕式

從右至左

- Prof. C. Hui-Chan
  ・Head (RS)

- Dr. E. K. Yeoh
  ・Secretary of Health

- Prof. Philip Yeung
  ・VP (Academic)

- Mr. Samuel Chan
  ・President of HKOTA

- Ms. Polly Lau
  ・President of HKPTA

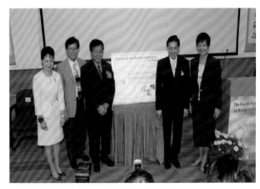

與香港職業治療協會（HKOTA）及香港
物理治療協會（HKPTA）合辦
2004 年度會議

圖四：第四屆泛太平洋康復會議
提升康健的藝術與科學
2004 年 9 月 24-26 日

中西薈萃之康復科學中心

27

致謝並展望未來

　　2006 年我離開香港返回加拿大前，中心的諮詢委員會主席 Lance Twomey 教授對我說：「作為科研大學的校長，我從沒看過如此巨大躍進的科研成果，尤其是實現速度能夠如此快速。」如果沒有康復治療科學系同事們的出色表現，以及梁友愛女士和文詠琴女士令人驚嘆的卓越行政管理，這種轉變是無法實現的。我由衷感謝各位十年來一起愉快工作，為實現共同目標而努力。我衷心感謝我們的顧問和導師，特別是 Lance Twomey 教授、周一嶽教授（時任香港特別行政區食物及衛生局局長）、梁智仁教授（現任醫院管理局主席）和 Clifford Brubaker 教授（匹茲堡大學健康與康復學院前院長）對我一直以來的支持與信任。我真誠地感謝我們的診所病人對大學的慷慨捐贈並積極推廣診所的服務，包括李國寶博士、陳瑞球博士及其夫人以及蒙民偉博士。最重要的是，我希望向前任校長潘宗光教授道出一句摯誠的「謝謝」，感謝他協助我實現建立中西薈萃的康復中心與服務診所的夢想。圖五為在 2002 年 9 月，我們各人在學系成立 25 週年時出席康復治療診所的開幕式。

　　1996 年，中國有超過六千萬殘疾人士。自 2001 年 12 月中國加入世界貿易組織以來，內地對符合國際標準的物理治療和職業治療服務的需求，比以往任何時候都要大。作為當時提供物理治療和職業治療學位課程的唯

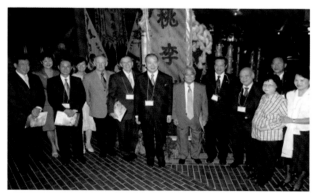

圖五：康復治療診所的開幕式

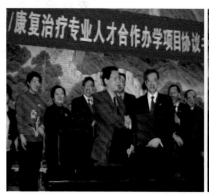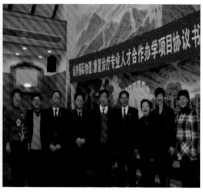

圖六：在北京的合作辦學項目協議書簽署儀式

一學術機構，我們有着獨一無二的優勢為這些項目建立在中國內地的發展。自我在 1995 年加入理大以來，我曾到過中國內地很多地方，與眾多重點大學的校長和院長探討推行康復專案發展的可行性。2001 年 7 月，當時中國成功申辦 2008 年北京奧運會，我藉着這個機會成功向國家衛生部教育委員會主任闡釋物理治療國際化標準的重要性。感謝潘校長的多番努力，我們成功籌集了這計劃專案所需的資金。2003 年 3 月 13 日，由衛生部牽頭在北京舉辦的簽約儀式上，潘校長與武漢華中科技大學校長簽署了協議，促成我系在武漢聯合開辦物理治療碩士課程（MPT）（圖六）。在此，我非常感謝龐輝先生的慷慨捐贈，讓我們能夠將我系的物理治療碩士課程學生送往海外進行臨床實習。

我希望我們的學生知道，你是我們來到這裏的原因。為了你們，我們將中醫的精華與來自世界各地的最佳西方康復實踐融會，整合出一個創新而獨一無二的課程。為了你們，我們在海外精心建立了臨床實習地點，讓你們有機會接觸不同的治療方法和文化，從而培養廣闊的視野和國際化的眼界。

「培訓師資」計劃的目標是滿足中國對優質康復服務的需求，這目標令人望而生畏。中西醫結合康復實踐的想法在過去看來遙不可及。但這正是「大學」所代表的意義：你可做一個明天會更好的不現實的夢，然後讓夢想成真。

健身氣功

曾永康教授

健身氣功是甚麼？

健身氣功是指用來強身健體的氣功，學習健身氣功是以健身為目的，而非作技擊之用。健身氣功是一種結合調身、調息和調心的體育運動。透過內在調節呼吸，配合外在動作，有調和陰陽、預防疾病和祛病延年的作用。練習健身氣功不但能增強生理功能，亦能提升心理質素。

健身氣功的歷史

健身氣功的由來要追溯到公元前。行氣玉佩銘及引導圖這兩件 70 年代發現的古代文物，證明了中國人很久以前已經運用健身氣功來強身健體及延年益壽。行氣玉佩銘是戰國時期最早關於吐納的紀錄，而引導圖則是漢朝最早關於健身氣功的插畫。氣功的發展及其益處被廣為流傳是因為它跟一些著名歷史人物有關，華佗就是其中之一（Ng, 2009），他在兩漢時代創立了第一種氣功「五禽戲」。

魏晉南北朝時期有內修外養概念，開始出現一些可治病的功法。隋唐時期氣功廣泛應用在醫學上。從宋朝開始，文人學士開始研究氣功。兩宋金元時期，興起以靜為主的氣功，受到士大夫階層的文人學者歡迎。明清時期氣功發展至一個新高潮，更廣泛地應用在醫學上，大眾覺得氣功易於傳播，受到社會重視。大量氣功養生法被編制成書出版，養生方法被總結推出，武術氣功也有新的發展。

國家體育總局在 2000 年將健身氣功概念界定為以形體活動、呼吸吐納及心理調節為主要運動形式的民族傳統體育項目，並在 2003 年將健身氣功納為體育運動項目之一。近年有不少治療師開始將氣功加入康復運動中。

健身氣功的種類

健身氣功主要分為靜功及動功，其下包括很多不同種類的功法。靜功是指在練功時肢體不動的功法，雖然在外看來沒動，卻是透過呼吸及意念去推動血氣運行。靜功包括站樁功、內養功和坐禪等。動功則是指呼吸與肢體活動配合的功法，用肢體來引導內氣運行，追求外動內靜。動功包括易筋經、五禽戲、六字訣、八段錦、十二段錦、馬王堆導引術和太極養生杖等，其中易筋經、五禽戲、六字訣及八段錦較為普及。

易 筋 經

易筋經是指改變筋骨的方法，據說由紫凝道人所創，一共十二式，風格綿緩，能幫助鍛鍊身體、強化肌腱及骨骼。每式動作都能令上肢、下肢和軀幹伸展，促進全身血液循環。

五 禽 戲

　　五禽戲是歷史最悠久的健身氣功，由華佗所創。這套功法透過模仿虎、鹿、熊、猿、鳥五種動物的動作來強身健體。五禽戲運動量較大，整套動作包含不少關節及筋骨的活動，幫助加強血液循環及預防疾病，同時達到健腎、健脾和增強心肺等多種效果以及祛病延年的目的。

六 字 訣

　　六字訣在南北朝時已有文獻記載，是一種吐納法，透過呬、呵、呼、噓、吹和嘻這六個字吐出病氣。每個字都有對應的臟腑，練習後能促進臟腑經絡並抵抗疾病。此功法尤其適合老年人練習，有助對付高血壓、高血脂和高血糖等慢性疾病。

八 段 錦

　　八段錦源於宋朝，一共八式，每式動作針對不同臟腑。這套功法的特別之處在於動作柔和，能夠令練習者放鬆心情，從而達到疏通經絡的效果。古人把這套功法視為運動保健方法，透過伸展經筋、調理內臟和運動血脈並長期練習達到保健養生之效。八段錦強調呼吸與動作的專注配合，是內在呼吸與外在動作融合一致的身心運動，也是中等強度的運動，非常適合中老年人練習。

➡ 健身氣功的好處

　　健身氣功現時已在醫療界別廣泛應用，尤其用於治療高血壓、中風及心臟病。有研究指出健身氣功有很大潛力成為心臟康復計劃的重要組成部份，它不但能增強身體健康，亦能促進慢性心臟病患者的整體生活質素（Chan et al., 2012）。

　　此外，一項八段錦的系統性文獻回顧亦指出練習八段錦對生活質素、睡眠質素、平衡力、手握力、軀幹柔韌性、收縮壓和舒張壓以及靜息心率有良好的改善效果（Zou et al., 2017）。

　　近年，更有系統性文獻回顧顯示氣功能幫助癌症病患者減輕疲勞及改善生活質素（Klein, Schneider, & Rhoads, 2016）。我們團隊亦曾進行一

項系統性文獻回顧，基於各種慢性病的隨機對照試驗，解開健身氣功的心理生理學及臨床效益。該項回顧發現參與者練習健身氣功後，降低了血壓、心跳及膽固醇，同時提升了心肺功能及平衡力（Ng & Tsang, 2009）。

健身氣功除了是有益身心的運動外，我們團隊亦發現健身氣功能幫助減低抑鬱與焦慮症狀及壓力，亦能提升自我效能。同時，研究結果顯示健身氣功的機制可能與一系列心理生理機制有關，包括增強免疫反應、調節交感神經和副交感神經系統、促進血脂代謝、促進血液循環及改善呼吸（Ng & Tsang, 2009）。

其他研究亦顯示健身氣功對焦慮症患者有一定幫助，健身氣功的「心理」、「身理」及「呼吸」練習皆有效減輕焦慮症症狀，幫助改善焦慮症患者的心理健康，令他們重新投入社會。我們團隊在另一項關於健身氣功對抑鬱症狀的影響的系統性文獻回顧裏更發現，氣功組的結果與等待名單控制組或常規護理、閱讀報紙組及行走組相比，對抑鬱症狀有幫助，有可能比得上認知行為治療（Wang et al., 2013）。以上研究結果皆顯示健身氣功是一種好處良多的身心運動，雖然很多研究都只應用在臨床病人身上，但大眾市民亦可練習以預防各種疾病。

➤ 挑選氣功八段錦作深入研究的原因

八段錦只有八式，動作簡單，任何年紀均可練習。再者，它分為站式和坐式，就算行動不便的人士也可練習。正如前述，它能活動全身的肌肉及關節、調節內臟器官並加速血液循環。練習全套八段錦只需十多分鐘，每天早晚各練一次亦不會花太多時間。最重要是八段錦運動量可大可小，可自行掌握。

➤ 氣功八段錦有助減輕抑鬱及焦慮症狀

我們團隊最主要研究健身氣功對心理方面的影響。其中一項研究旨在了解健身氣功對老年抑鬱症患者的心理社會影響。參與者接受為期 16 星期的氣功訓練後，發現自己的身體和心理健康狀況、日常生活活動、人際關係及社會關係都有所改善。他們的抑鬱症狀有所減輕，並提高了自信及自我效能（Tsang et al., 2006）。另一研究的對象則是患有慢性疾病的老年人，研究目的是想了解健身氣功的療效能否減少抑鬱症狀和改善老年人的

身體功能。因為我們發現不少長期病患者會有一些抑鬱症狀，故想透過隨機臨床試驗，看看練習八段錦能否幫助減輕一些生理或心理症狀。結果顯示 12 星期的八段錦訓練能減輕抑鬱症狀、提升自我效能、自我概念及手握力（Tsang, ct al. 2013a）。

我們尤其對健身氣功在抗抑鬱方面的機制感興趣，因而做了一項文獻回顧（Tsang & Fung, 2008）。結果推測出健身氣功的心理機制及三種有可能的神經生物學途徑，其中心理比神經生物方面的機制更為認可。在心理方面，健身氣功有助提升自尊及自我效能，從而減低抑鬱症狀。在神經生物學的角度來看，不少研究都指出健身氣功與抗抑鬱藥物的效果相似，故健身氣功有可能透過提升大腦血清素合成來減低抑鬱症狀。此外，因在抑鬱症患者中發現他們的促腎上腺皮質激素及皮質醇都有下降，所以健身氣功亦有可能是透過影響神經內分泌來減低抑鬱症狀。最後，有論文指出在動物實驗中發現運動能上調腦源性神經營養因素，這令我們推測健身氣功的抗抑鬱機制可能跟海馬體的神經形成有關。

我們最新的研究是希望測試八段錦會否在慢性疾病老年患者中引起抗抑鬱作用。我們向 60 歲或以上患有一種慢性病超過一年、並有抑鬱症狀的長者提供 12 星期的八段錦訓練班，同時設有對照組（沒做氣功）作對比，對照組的老年人同樣會有 12 星期的認知課程。經過每星期兩次總共 24 節訓練後，結果與之前的研究一致，發現參加氣功訓練班的老年人其抑鬱症狀有所減輕。氣功組在主觀幸福感、身體功能、睡眠質素及血壓都比對照組好。最重要是發現參與者的皮質醇亦有下降，至於是否健身氣功透過減低這種荷爾蒙來減輕抑鬱症狀，則有待研究。

━━● 氣功十段錦的研究

以上種種文獻及研究已有很多證據證實八段錦對老年人的身體健康有幫助，亦是老年人中最廣泛使用的健身氣功。同時，我們發現易筋經同樣有很多令人信服的科學證據，證明它有助內臟器官達到體內平衡及提高身體機能。然而根據臨床經驗，八段錦及易筋經都包含一些對體弱的老年人來說比較困難的常規動作，引發了我們團隊思考如何能進一步幫助體弱的老年人。

最後，我們決定融合八段錦及易筋經，創立了易筋十段錦，希望提供更簡單更合適的健身氣功給體弱的長者們，令他們在練習健身氣功後進一步改善心理、認知、身體和生理能力。在進行這個十段錦計劃時，我們邀請了多方面的專家參與，包括職業治療師、物理治療師、社工、心理學家及中醫師。設計十段錦的初衷是希望盡可能包含多些身體部份的活動，同時亦設有站式及坐式，方便更多人學習。整個設計完成並通過安全測試後，便提供為期 12 星期的十段錦課程給一些身體較虛弱或行動不便的長者。完成 12 週課程後，參與者在身體健康、日常生活活動及整體健康狀況都有顯著改善，結果亦顯示十段錦能活動所有主要的肌肉群及多方面的關節活動（Tsang, et al., 2013b）。同時，參與者的靜止心率明顯下降，不少研究指出靜止心率下降能減低因心血管疾病而死亡的風險。

「學習八段錦後，我的寒背問題沒那麼嚴重了，走路時腰挺直了不少，朋友都說改善了很多，這令我很開心，心情亦好多了。」

「從前我是很難入睡的人，可能一兩個小時也未能入睡。後來有機會學習八段錦，學習後堅持每天練習，真的比以前更易入睡，睡眠質素亦有明顯改善。」

「雖然八段錦訓練班已經完結，但我仍有相約同班同學一起練習，練習後感到心情很放鬆，很舒服。」

健身氣功

社區應用

健身氣功除可在臨床使用外，亦可在社區推廣，幫助市民強身健體，預防疾病。我們團隊曾到校園推廣八段錦，幫助老師提升身心健康。研究結果顯示練習八段錦的老師其抑鬱及焦慮症狀都有明顯下降，化驗結果則顯示皮質醇同時顯著下降，證明練習八段錦有助減輕壓力（Tsang, et

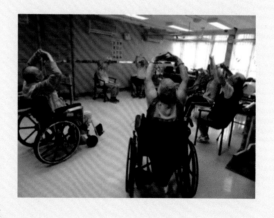

al., 2015）。人體皮質醇若經常維持高水平，會導致容易失眠。現時，我們團隊亦開始教導學生練習八段錦，希望幫助他們減輕學習上的種種壓力。現今社會上，不少人會感到壓力或焦慮，若能正確運用像這裏提及的健身氣功等方法幫助減壓，可有效避免患上精神疾病，同時亦可鍛鍊身體，一舉兩得。

八 段 錦

練習八段錦的
注意事項

▬ 穿着鬆身衣服,令自己練習時不會感到束縛。

▬ 身心合一,放鬆心情,把其他事情暫時放下。

▬ 循序漸進,剛開始練習時不一定要把全部招式從頭到尾練習一次。若體力不足時緊記先稍作休息,不要勉強。

▬ 站穩腳步,若平衡力不好的人士,建議練習坐式八段錦以免跌倒。

▬ 不要與人比較,要了解自己的能力,避免受傷。

▬ 配合呼吸,手向上及向外伸展時吸氣,回收時呼氣。

預備式

練 習 重 點

- 放鬆心情，自然呼吸。
- 下蹲時膝蓋不要過腳趾，
  否則容易弄傷。

作 用

調整心情。

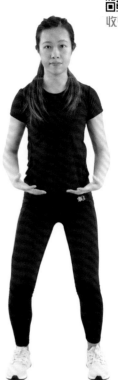

1

身體重心向右移，
左腳向外開步成肩
膀闊度。

健身氣功

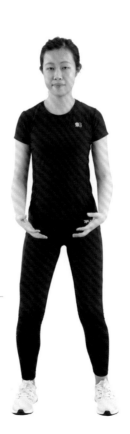

2

微微屈膝往下蹲，
雙手抱在腹前。

第一式：
兩手托天里三焦

練習重點

通過充分伸展兩肩，令肺、肝和胃得到舒展，調和臟腑器官的氣血運行。

作用

防治肩部疾患，預防頸椎病。

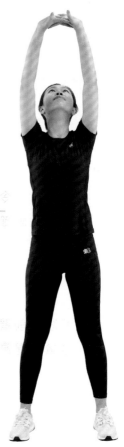

1

兩手在腹前互相緊扣，手心向上，提到胸前，雙腳同時慢慢伸直，手往外反，手心向天，慢慢向上到頭頂上方。

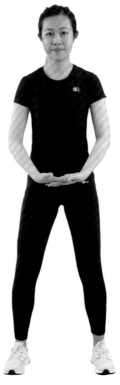

2

兩手放開慢慢在身旁兩側下落，回到腹前，雙腳同時慢慢下蹲。

40

第二式：
左右開弓似射鵰

練習重點

開弓時放鬆胸背，挺胸展肩，勁達夾背，令胸腹充分舒張，達到調節心肺功能的目的。

作 用

- 增加下肢、前臂和手部肌肉力量，提高手腕及手指關節的靈活性。
- 矯正不良姿勢如駝背，預防肩頸疾病。

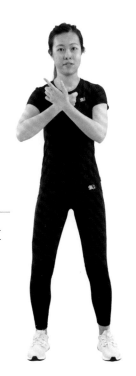

1

雙手交叉胸前，左手在外成八字掌，食指與拇指垂直，其餘手指內收。

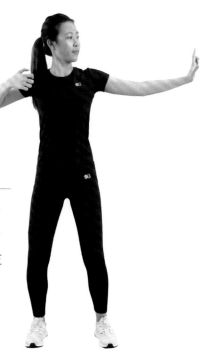

2

左臂向左緩緩推出，右手握拳屈肘右拉，頭向左轉，眼望左手食指。

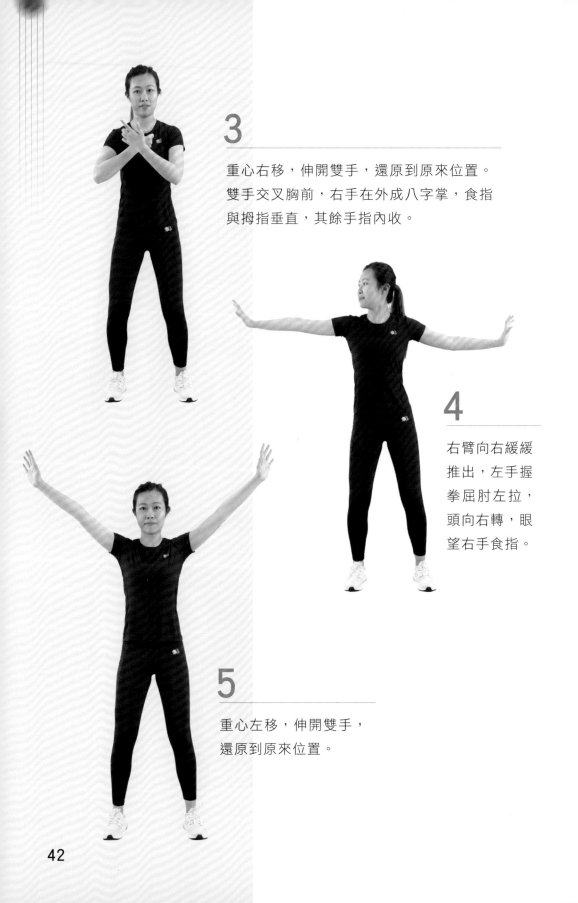

3

重心右移，伸開雙手，還原到原來位置。
雙手交叉胸前，右手在外成八字掌，食指
與拇指垂直，其餘手指內收。

4

右臂向右緩緩
推出，左手握
拳屈肘左拉，
頭向右轉，眼
望右手食指。

5

重心左移，伸開雙手，
還原到原來位置。

第三式：
調理脾胃須單舉

練習重點

肩關節充分向上伸展及向下沉，令相應的臟腑器官得到按揉，改善消化系統功能。

作用

- 腹腔裏的脾胃得到按摩。
- 脊柱內各椎骨間的小關節及肌肉得到鍛鍊，增強脊柱的靈活性和穩定性。

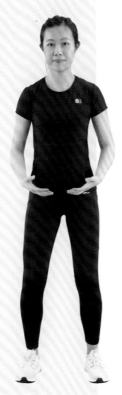

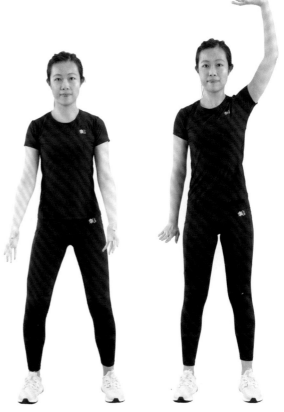

1

左手向上提到胸前反掌向左前上方直舉，右手往下伸展，手指指向前方，雙腳同時慢慢伸直。

2

左手往下落，右手往上提，回到腹前。

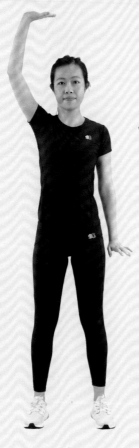

3

右手向上提到胸前反掌向右前上
方直舉，左手往下伸展，手指指
向前方，雙腳同時慢慢伸直。

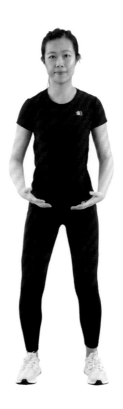

4

右手往下落，
左手往上提，
回到腹前。

第四式：
五勞七傷往後瞧

練習重點

頭向上頂而肩下沉，頭轉不轉體，旋臂。

作用

- 擴張胸腔及腹腔。
- 增加頸部及肩關節周圍的肌肉群的運動。

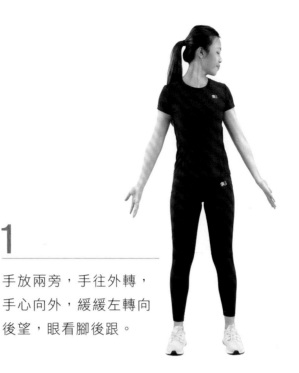

1

手放兩旁，手往外轉，手心向外，緩緩左轉向後望，眼看腳後跟。

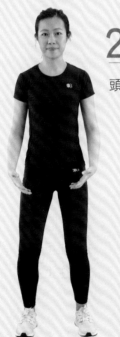

2

頭及手轉正，回到原來位置。

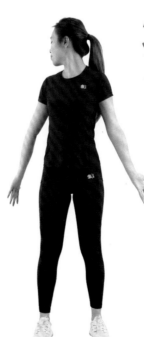

3

手往外轉，手心向外，緩緩右轉向後望，眼看腳後跟頭及手轉正，回到原來位置。

第五式：
搖頭擺尾去心火

練習重點

脊椎的頸段及腰段大幅度側屈、環轉及迴旋，令整條脊柱的頸段、腰腹及臀以至股肌肉群參與收縮，增加這些部位的肌肉力量。

作用

- 放鬆精神，強化副交感神經。
- 增加腸胃蠕動，改善腸胃功能。

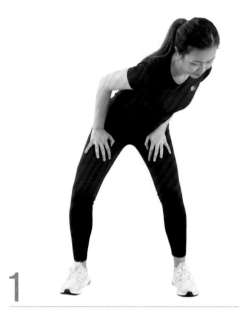

1

跨出一步，比肩更寬，雙手放在大腿上，身體右傾，重心往左移，眼望左腳，身體從右向前及向左旋轉。重心往右回到中間，同時頭向後右搖，目視前方。

2

雙手放在大腿上，身體左傾，重心往左移，眼望右腳，身體從左向前及向右旋轉。重心往左回到中間，同時頭向後左搖，目視前方。

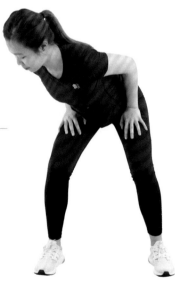

第六式：
雙手攀足固腎腰

練習重點

在前俯「攀足」和直起還原時，主要通過腰部發力，帶動身體軀幹屈伸。

作用

對人體的腎及膀胱等臟腑產生良性刺激。

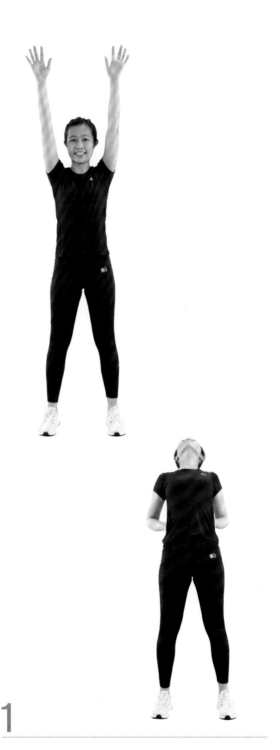

1

雙手伸直慢慢往上舉，再慢慢下至胸前，順腋下伸後沿脊柱按摩背部。

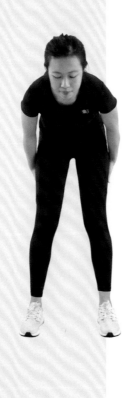

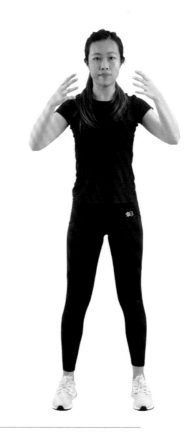

2

手到腰時腰向後彎，腰回正手繼續
按摩腿後，手伸直放回身前，以手
臂帶動上身起來。

第七式：
攢拳怒目增氣力

練習重點

衝拳及握拳要有勁力；衝拳時怒目瞪眼，注視衝出之拳。

作用

刺激肝經系統，使肝血充盈，肝氣舒泄。

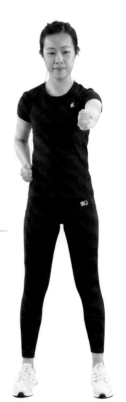

1

雙手握拳放腰側，左手用力向前伸，眼望左拳。

2

放開拳頭，左拳變掌，轉手腕，再度握拳，回收左拳到左腰側。

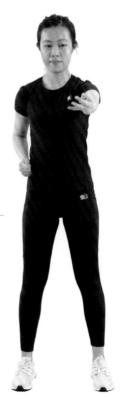

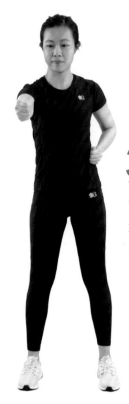

3

雙手握拳放腰側，
右手用力向前伸，
眼望右拳。

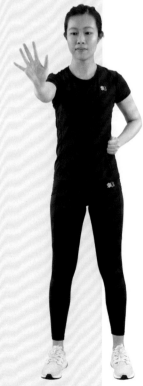

4

放開拳頭，右拳變掌，轉手腕，
再度握拳，回收右拳到右腰側。

第八式：
背後七顛百病消

練習重點

頭自然上領，目視前方，
收腰腹，十趾抓地。

作用

刺激腎經系統，促進下半身
的血液循環。

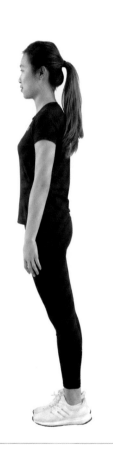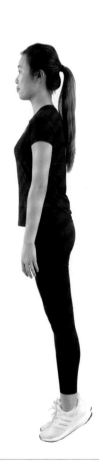

雙腳合拼站直，手放身體兩側，
舌頂上顎，吸氣時腳跟離地同時
閉氣，呼氣時腳跟着地。

收式

練習重點

全身放鬆，呼吸自然。

作用

調整呼吸。

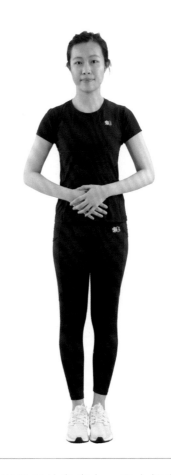

雙手重疊放在腹上，男士把左手
先放在腹上再疊上右手，女士則
右手先放在腹上再疊上左手。

參考文獻

1. Chan, Cecilia Lai-Wan, Wang, Chong-Wen, Ho, Rainbow Tin-Hung, Ho, Andy Hau-Yan, Ziea, Eric Tat-Chi, Taam Wong, Vivian Chi-Woon, & Ng, Siu-Man. (2012). A Systematic Review of the Effectiveness of Qigong Exercise in Cardiac Rehabilitation. *The American Journal of Chinese Medicine,* 40(02), 255-267

2. Klein,P.J., Schneider, R., & Rhoads, C.J. (2016). Qigong in cancer care: a systematic review and construct analysis of effective Qigong therapy. *Supportive Care in Cancer,* 24 (7), 3209-3222.

3. Ng, H.P.B. (2009). Effect of Qigong on physical and psychosocial status of Chinese COPD patients : a randomized controlled trial (Doctoral dissertation, The Hong Kong Polytechnic University). Retrieved from http://theses.lib.polyu.edu.hk/handle/200/5339

4. Ng, B., & Tsang, H.W.H. (2009). Psychophysiological Outcomes of Health Qigong for Chronic Health Conditions: A Systematic Review. *Psychophysiology,* 46, 257-269

5. Tsang, H. W. H., Fung, K. M. T., Chan, A., Lee, G., & Chan, F. (2006). Effect of a qigong exercise programme on elderly with depression. *International Journal of Geriatric Psychiatry,* 21(9), 890 - 897.

6. Tsang, H. W. H.*, Tsang, W.W.N., Jones, A.M., Fung, K.M., Chan, A.H., Chan, E.P. & Au, D.W. (2013a). Psycho-physical and neurophysiological effects of a qigong on depressed elders with chronic illness. *Aging and Mental Health,* 17: 336-348.

7. Tsang, H. W. H., Lee, J. L. C., Au, D. W. H., Wong, K. K. W., & Lai, K. W. (2013b). Developing and Testing the Effectiveness of a Novel Health Qigong for Frail Elders in Hong Kong: *A Preliminary Study. Evidence-Based Complementary and Alternative Medicine :* eCAM, 2013, 827392. http://doi.org/10.1155/2013/827392

8. Tsang, H.W.H.* Cheung, W.M., Chan, A.H., Fung, K.MM., Leung, A.Y., & Au. D.W. (2015). A Pilot Evaluation on a Stress Management Program Using a Combined Approach of Cognitive Behavioral Therapy (CBT) and Complementary and Alternative Medicine (CAM) for Elementary School Teachers. *Stress and Health,* 31, 35-43.

9. Wang, Chong-Wen, Chan, Cecilia Lai Wan, Ho, Rainbow T. H., Tsang, Hector W. H., Chan, Celia Hoi Yan, & Ng, Siu-Man. (2013). The Effect of Qigong on Depressive and Anxiety Symptoms: A Systematic Review and Meta-Analysis of Randomized Controlled Trials. *Evidence-Based Complementary and Alternative Medicine, 2013,* 13.

10. Zou, L., Sasaki, J., Wang, H., Xiao, Z., Fang, Q., & Zhang, M. (2017). A Systematic Review and Meta-Analysis of Baduanjin Qigong for Health Benefits: Randomized Controlled Trials. *Evidence-Based Complementary and Alternative Medicine,* 2017, 17.

健身氣功

中風人士耍太極

——真可改善平衡及血管功能？

曾偉男博士　陳穎雅博士

中風

中風是一種很普遍的長期病症。醫療科技的進步大大提高了中風患者的生存率，加上中風年輕化的趨勢，導致中風患者人數不斷增加。如何改善中風患者的身體功能、防止再次中風並維持生活質素，都是病後復康的主要目標。

中風後，患者的身體功能包括肌肉力量、平衡力、肌張力、心肺功能以至認知能力都受影響。近年的研究更開始關注中風患者進行「雙重任務」（dual-tasking）的能力，這些研究指出中風人士在同時執行兩件事情時，例如一邊走路一邊說話，其中說話甚或走路的表現都有所下降；而進行「雙重任務」能力下降的話，亦會增加跌倒的風險。

過往研究皆提倡透過運動改善因中風而受影響的身體功能，但對中風患者來說，進行運動或會有困難或危險，例如平衡力下降可能會增加患者運動時跌倒的風險；肌肉力量不足或肌張力的增加或使患者無法進行某些動作；心肺功能下降可能會令患者無法進行較長時間的運動。因此，選擇合適的運動對中風患者至為重要，而最新研究顯示，太極鍛鍊能改善中風人士的平衡力、進行「雙重任務」的能力和血管功能，我們將在稍後部份為大家詳細介紹。

━● 太極

太極除了是一項武術，亦是強身健體的運動，在科學領域更有不少研究證明太極對長者健康的好處，包括增強肌肉力量、改善平衡力、減少跌倒機會、強化心血管功能、增強認知能力以及改善生活質素等。太極具備眾多功效的原因，在於它不同的特性。

首先，太極動作緩慢，而且練習時要保持微蹲的姿勢，這樣會令肌肉活動增加，從而強化肌肉力量。在平衡力方面，太極的動作講求精準，每次練習都要維持相同的關節活動幅度，這有助加強關節的本體感覺；加上練習太極時，身體的重心要不停轉移，這兩個特性有助增強平衡力。在心血管功能方面，因太極是一項中等強度的運動，故可強化心肺功能。練習太極時配合緩慢的深呼吸，更有助增加血管彈性，進一步增強心血管功能（Lu et al., 2013）。另一方面，由於太極包含不同的招式和動作，要把全套太極要完，要有良好的記憶力外，更需要長時間的集中力，這有助加強認知能力。

◉ 太極研究證據

練習太極的好處，除為長者健康帶來裨益，亦可在其他長期病患者如中風人士中看到。過去的研究指出，練習太極有助改善中風人士的平衡能力；最近香港理工大學康復治療科學系亦進行了一系列研究，測試中風人士練習太極後進行「雙重任務」的能力以及血管順應性的改變。這次研究包括了兩項「雙重任務」：

1）於走路時轉彎並同時回應聽覺史楚普測試（auditory Stroop test）（有關測試內容，請參考註解一）；

2）落階梯時同時回應聽覺史楚普測試。

研究的參與者被分成三組，第一組接受太極訓練，第二組接受普通健體訓練（包括肌肉訓練、伸展和走路運動），而第三組則為對照組。第一和第二組的參與者分別接受了為期三個月、每星期兩次每次一小時的太極或普通健體訓練，而第三組參加者則沒有接受任何訓練，以觀察中風人士在沒有任何運動下身體狀態的改變。

研究結果顯示，中風患者在太極訓練後，進行「雙重任務」的能力顯著進步。他們在進行第一項「雙重任務」時，走路及轉彎所需時間較訓練前平均少 15%，而回應聽覺史楚普測試的表現（以反應時間及準確度計算）則有 25% 的進步；相反，接受普通健體運動訓練的參與者，只在進行單項活動時有所進步，而執行「雙重任務」的能力卻沒有增加（Chan & Tsang, 2018）。至於第三組的參加者無論在單項活動或「雙重任務」的表現，均沒有明顯改變。

此外，在第二項牽涉落階梯的「雙重任務」測試中，太極組參與者在執行「雙重任務」時，回應聽覺史楚普測試的表現有 46% 的進步，而這批參與者較接受普通健體運動的參與者有更佳表現（Chan & Tsang, 2017）。同樣地，對照組的參與者沒有在任何測試中有明顯改變。這些研究結果可能和太極的特性有關，因為太極本身是一項雙重任務，也是一項身心鍛鍊運動（mind-body exercise）。

練習太極時，一方面要做出太極動作並保持平衡，另一方面則要集中精神，記憶並計劃太極的動作。而太極練習者要根據每個不同招式，把注意力放在不同的地方，例如一些對平衡力要求較高但動作並不複雜的招式，如練習「金雞獨立」（見 p.82 圖）時，注意力要集中在維持平衡上；相反，

一些較複雜但相對平穩的招式，如「雲手」（見 p.79 圖），注意力就應放在記憶、觀察和計劃動作上；至於一些對平衡力要求高而動作亦複雜的招式，如「摟膝拗步」（見 p.68 圖），則需要把注意力在保持平衡和計劃招式之間不斷轉移，以便流暢地做出招式。這種在練習太極時不停轉移注意力的訓練，直接或間接地增加了腦部的活動能力（Fong et al., 2014; Wei et al., 2013）。

太極訓練除了增強中風人士執行「雙重任務」的能力外，他們的血管順應性（血管根據身體或周圍環境的變化而調節其彈性，以令血壓正常的能力）亦有１４％的改善，而平均血壓亦下降了 3%（Chan & Tsang, 2019）。

註解一：聽覺史楚普測試（auditory Stroop test）
以高音或低音分別播出「高」和「低」兩個字，以組成四個不同組合：以高音播出「高」字、以高音播出「低」字、以低音播出「高」字及以低音播出「低」字。測試者要根據播出的字的高低音（而非字的意思），以最快速度作出反應。

個案分享

除了研究數據，參加太極訓練的中風人士亦感覺在各方面皆有進步。

金棠：「學習太極後我的平衡力有所改善。太極與傳統的復康運動不同，太極某些招式讓我做到以往做不到的動作，例如練習『雲手』令我學會向橫走、『倒卷肱』令我會向後走、『金雞獨立』令我可以平穩地單腳站立。此外，我現在更有信心下樓梯了。在掌握太極的動作後，我嘗試配合呼吸，亦加入音樂以控制速度，這令我在耍太極時感覺更舒適。

有人對我說這不像傳統的太極。我希望無論是否中風患者都要明白，這是一套特別為中風人士設計的太極，讓身體活動能力有限的人都可以參與的太極。如果可以做足太極的每一個動作固然理想，但由於身體活動能力的限制，加上我們練習太極的目的是改善身體功能，因此即使看來不太像傳統太極我也不會介意，只要自己有進步就好！」

景航：「在練習太極後，我比前更易保持平衡，亦因為反應較以前快，所以能夠在快要跌倒前回復平衡。太極練習亦令我更了解自己的身體狀況，會預早知道雙腳快要無力而安排休息，免得因太勉強自己繼續運動而跌倒。此外，由於中風令我們的手腳不太聽使喚，所以在練習太極時，尤其在學習初期，會提醒自己不用太勉強做足所有動作。經過長時間練習後，現在耍起來會較像樣，動作不會太生硬，亦會較初學時流暢。而大家一起練習，期間亦有新朋友加入，看到自己和其他人不斷進步，實在非常開心！」

碧蓮：「覺得自己比以前進步，馬步更穩，上樓梯時感覺更有力。而且太極是一種很方便的運動，毋需特別儀器，亦不需很大的場地，隨時隨地都能練習。練習初期在記憶招式和動作時會感到困難，但持續練習後就不用刻意記起也能完成整套太極動作，當然有時稍不留神還是會忘記一些招式，但只要集中精神就沒問題。此外，在練習太極前我沒做太多運動；但參加太極班後，我沒如以往般害羞，會較願意和人接觸，亦較多參與不同的活動，更會在不同場合和其他病友表演太極，以鼓勵其他中風人士多運動。」

愛瓊：「家人說我在學習太極後便沒有寒背，頭和腰較前挺直，姿勢比以前好，看起來沒以往那樣老態龍鍾。可能因為姿勢變好了，我多年來的頸痛也減輕不少，所以我也鼓勵家人學習。此外，或許因為姿勢改善了，轉身的動作也較以前平穩，手腳也更靈活。學習太極讓我有機會到外面走走見見朋友，不用因整天躲在家中而感覺頹廢。」

秀鳳：「練習太極讓我的手腳更協調，雖不能回復中風前的狀態，但也比練習前好。中風後因為肌張力增加了，走路時手肘會不自覺地屈曲；但學習太極後，這情況已有改善。此外，因為太極的動作需要配合呼吸，經過長期練習後，我感到肺部比以前強壯。以前說話時會有不夠氣和呼吸不順的感覺，但這些問題現已不會出現。除了練習太極我亦有進行其他運動，令我現時的平衡力更佳，能夠單腳站立。現在我仍堅持每天練習，不用很長時間，只一兩遍便可，仍能感到自己不斷進步。」

　　雖然太極研究已經結束，但部份參加者仍然每星期聚首練習，希望透過太極令自己更進一步。

臨床應用

　　雖然太極有助改善中風人士的身體機能，但若要學習太極，不少患者初時都會有所擔憂：「我行動不便，能夠做到太極所有的動作嗎？」或是「我平衡力不佳，練習太極時會跌倒嗎？」又或「中風後記憶力變得很差，我記不了所有的動作。」因此，我們在研究中所應用的太極，是由有四十多年教學經驗的太極師傅和資深物理治療師根據中風患者的需要，於傳統楊式太極中選取十二式對參與者進行訓練。在訓練過程中，物理治療師會按參與者的能力而教授太極，並提供適當協助，例如在練習轉身動作時，會先以助行器攙扶；在經過練習後，參與者的平衡力如有增強，並能掌握該動作的話，物理治療師便會逐漸減少協助，讓參與者依據自己的能力進行鍛鍊。

我們將介紹在研究中應用的太極十二式。開始前希望大家留意，這裏介紹的太極旨在復康，有興趣的病友可跟隨太極導師或醫護人員學習，並按自己的能力練習，安全第一。此外，在練習太極時請注意以下事項：

宜

- 循序漸進，量力而為：按自己能力，跟從導師的建議學習太極，以確保安全，避免跌倒。剛開始學習太極的朋友，可在練習時多休息，直至運動耐力增加，才作連續的練習。
- 認清目標：太極對不同的身體功能，包括肌肉力量、平衡力、執行「雙重任務」能力、認知能力以至心理等各方面都有功效，因此在開始練習太極前不妨訂下目標，希望透過太極訓練幫助自己哪方面的問題，從而達到最佳效果。
- 多與導師溝通：由於每位中風患者皆有不同的能力及需要，不妨多與物理治療師和太極導師溝通，告訴導師哪些動作以你目前的情況未能做到，以及你希望透過太極改善哪方面的能力，以達到鍛鍊的最佳效果。
- 做足安全措施：太極雖有助平衡，但在學習初期以及在練習難度較高的動作時（如「摟膝拗步」、「倒卷肱」、「金雞獨立」和「左右蹬腿」等），或會失去平衡。因此，你可根據自己的能力，在學習初期使用適當的物件（如助行器）攙扶，或以不同的方式保持平衡（詳情請參考 p.62 內容）。

忌

- 操之過急，高估自己能力：每個人的能力，甚至每一天的狀態都不一樣，因此要了解自己的能力和狀態，按個人的情況練習太極，切勿因為想盡快學會所有招式，或是擔心自己跟不上其他人的進度，而勉強自己去做能力未及的動作。

認 知 太 極 十 二 式

每次練習太極時
請注意以下事項

≡ 檢查身體狀況：如果當日感到不適，例如頭暈、頭痛、胸口不適或氣促等，便不宜練習。中風患者亦可於練習前量度血壓，如血壓過高亦不宜進行練習。如有疑問，請諮詢醫療人員。

≡ 練習時間及次數：初學者可每星期練習三次，每次20分鐘，中途如有需要可稍作休息。經過練習後如運動耐力增強，可慢慢增加練習時間或次數，但切勿同時增加時間和次數，或突然大幅增加練習時間或次數。

≡ 肩頸放鬆：眼望前方，頸部微微向後收，放鬆肩膀肌肉。

≡ 關節放鬆，避免過度伸展或屈曲：練習太極時，關節要盡量放鬆，尤其肩膀要下沉，手肘要向下，所謂「沉肩墜肘」。此外，關節的活動約為整個幅度的八至九成，避免過度伸直和屈曲。

≡ 站穩腳步：出腳時，先將重心轉移至另一隻腳；出腳後要確保腳部已平穩着地，才轉移重心到此腳。

≡ 站立時保持雙膝微曲：這可強化下肢肌肉的力量。但練習初期如肌肉力量或平衡力不足，可先站直膝關節進行練習。

≡ 重心放在雙腳之間以保持平衡：身軀要保持挺直，避免向前、後或兩側傾斜。如把身體重心放於雙腳之間，便能保持身體平衡。

≡ 保持放鬆呼吸：練習太極時，盡量保持放鬆而緩慢的深呼吸。過往研究指出，練習太極時的深呼吸有助改善心血管功能。此外，根據導師的指示，在不同的動作中配合呼吸，可有助放鬆身體和心情。

≡ 左右平衡：受中風影響，患者身體兩側的肌肉力量及關節感覺會有所不同。因此，左右平衡於中風患者在練習太極時更為重要。開始練習太極前，要留意把身體重量盡量平均分佈於兩腳，而腰部及身體要向正前方，避免向一側旋轉。

≡ 衣著舒適合身：練習時可穿着舒適合身的衣服，但避免太寬闊以致絆倒。

≡ 盡力而為：太極的動作需要四肢同時活動，但中風後一邊身體的活動能力會受影響，因此患者在練習一些較複雜的招式時，可把手部和腳部的動作分開練習，待熟練各自的動作後才把它們結合練習。此外，在練習手部動作時，可選擇以「好手帶壞手」的方式，利用活動能力較佳的一側協助另一隻手；或以想像力盡量活動壞側，即使該手只有少量的活動能力。練習時亦可把兩手的動作分開練習，先練習好手，再練習壞手，最後才把雙手的動作結合練習。

收看影片

第一式：
起式

練習重點

· 正確姿勢、左右平衡。
· 放鬆而緩慢的深呼吸。
· 集中精神。

注意事項

如下肢力量不足，可減少下
蹲的幅度，甚至站直。

＊示範招式以定步為主。

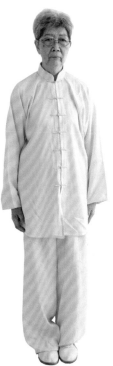

1

注意站立姿勢和
左右平衡。

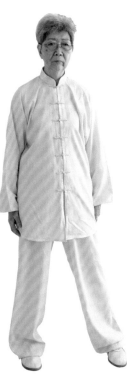

2

身體重心向右移，
左腳向外開步成肩
膀闊度。

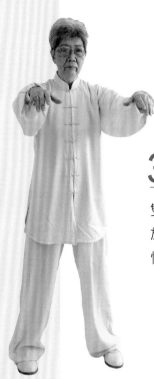

3

雙手向上提起，注意
放鬆肩膀及手肘，慢
慢吸氣。

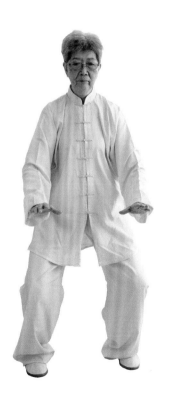

4

雙手下沉，身體微微
向下蹲，慢慢呼氣。

第二式：
白鶴亮翅

練 習 重 點

重心轉移，並保留重心在後
方的下肢。

注 意 事 項

練習初期，如置於後方的腳
是受中風影響而無力的患
側，可把重心平均分佈於兩
腳；待患側的肌肉力量、控
制和平衡有所改善後，才慢
慢把重心置於患側。

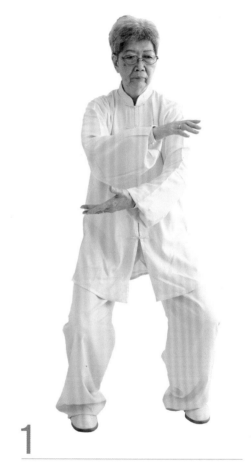

1

＊抱球：左手在下，右手在上。

＊　抱球：雙手模仿抱球的動作，想像球的直徑
　　約為肩膊寬闊，上手在胸前，下手在腹前，
　　肩部及手肘要放鬆。

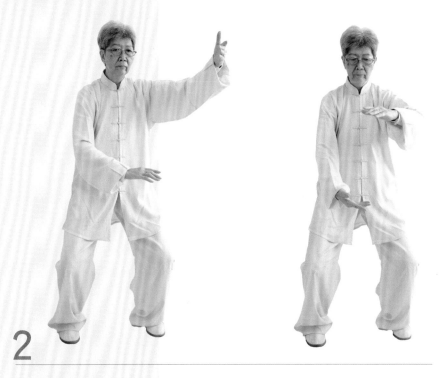

2

左翅膀：

· 重心向右移。

· 左腳向左前方出步，腳尖着地，重心保留在右腳；左手向上提，
  如白鶴亮出翅膀；右手下沉，置於腰旁。

3

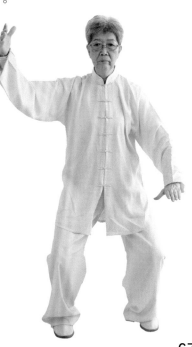

· 右翅膀：

· 收左腳，重心平均放於雙腳；
  抱球（右手在下，左手在上）。

· 重心向左移。

· 右腳向右前方出步，腳尖着
  地，重心保留於左腳；右手向
  上提，左手置於腰旁。

第三式：
樓膝拗步

練 習 重 點

- 重心不斷於雙腳間向前後左右不同方向轉移。
- 招式複雜，需要記憶多個動作，對身軀和四肢的配合有極高要求。
- 視線跟隨手部活動而轉移，有助手眼協調。

注 意 事 項

此為難度較高的招式，練習初期可作以下調整：

- 分開雙手和腳步的動作鍛鍊。
- 轉身的動作可減少旋轉幅度，以手扶着助行器，背靠牆邊。如有需要，可由導師攙扶以確保安全。
- 如重心腳是患側，可先把重心平均分佈於雙腳。
- 可把視線停留在前方以保持平衡。
- 可根據平衡力把步幅收細。

1

收右腳。

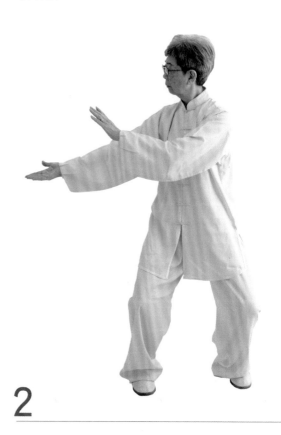

2

視線跟隨右手轉移：右手反掌，手心向天，於中間下沉，至腹前向右打開，再向上提；左手上提，於胸前向右方橫撥，手掌置於右手肘前；腰向右轉；重心右移，左腳腳跟提起，以腳尖着地。

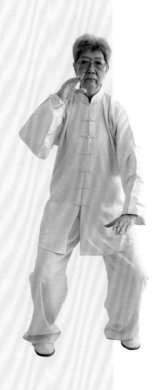

3

向左轉身：視線繼續隨右手轉移；
以身軀帶左腳向左轉 90 度，待左
腳平穩着地後，將重心由右腳轉
移至左腳，雙腳成前（左）弓後
（右）箭步；左手撥至左邊腰間；
右手收耳後，再向前推掌。

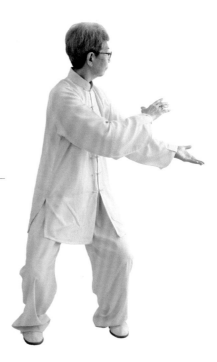

4

重心向後轉移至右腳；
左腳尖微微向外；左手
反掌，手心向天。

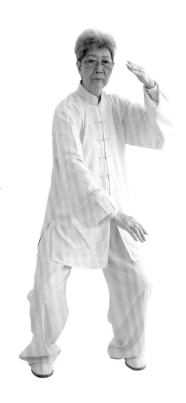

5

腰微向左轉；重心移至左腳；右腳向
前踏步至左腳側，以腳尖着地，重心
保留在左腳；左手向上至平肩，托掌；
右手於胸前橫撥至左手肘前。

6

視線由右手轉移至左手；右腳向前出
步，成前（右）弓後（左）箭步；右
手置於右邊腰側；左手收耳後，再向
前推掌。

7

重心向後轉移至左腳；右腳尖微微向
外；右手反掌，手心向天。

8

腰微向右轉；重心移至右腳；左腳向前
踏步至右腳側，以腳尖着地，重心保留
在右腳；右手向上至平肩，托掌；左手
於胸前橫撥至右手肘前。

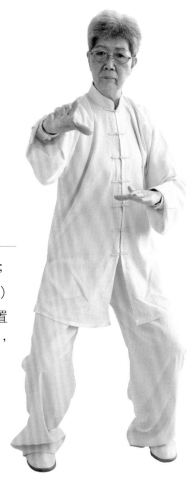

9

視線由左手轉移至右手；
左腳向前出步，成前（左）
弓後（右）箭步；左手置
於左邊腰側；右手收耳後，
再向前推掌。

第四式：
手揮琵琶

練習重點
重心後移。

注意事項
重心後移時，身體要保持挺直，避免向後傾斜。

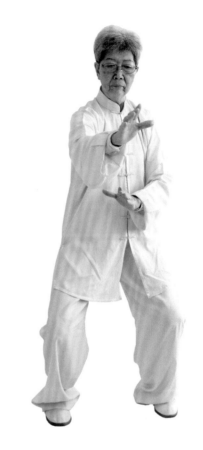

1
重心後移至右腳。

2
左腳腳跟提起，以腳尖着地。

3
左手向前上提，右手放於左手手肘旁。

第五式：
倒卷肱

練習重點

- 向後踏步，重心轉移。
- 手眼協調。
- 手腳互相配合。
- 記憶力。

注意事項

練習初期可扶着固定物件或助行器保持平衡，如有需要，可由導師攙扶以確保安全。此外，亦可以較細的步幅練習。如因旋轉頭部而感到暈眩，可將視線固定在前方。在練習初期，亦可看着前方以保持平衡。

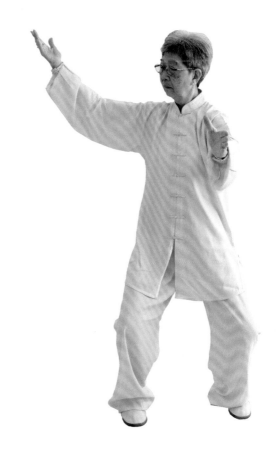

1

反掌：左手掌心向上，右手向下；重心繼續保持在右腳。

2

左腳向後踏步，完全着地後，將重心移至左腳；右腳保持在前方；右手前推；視線隨左手轉移；左手向下沉，向外畫圓，再收至耳後。

3

左手前推；視線由左手轉移至右手，並隨右手轉移；右手反掌，手心向天再下沉，向外畫圓，收至耳後；右腳向後踏步，完全着地後，將重心移至右腳；左腳保持在前方。

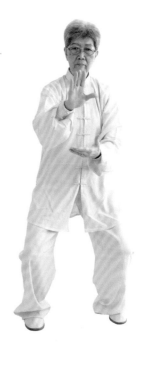

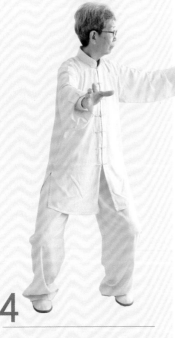

4

左手反掌，手心向天再下沉，向外畫圓，收至耳後；視線隨左手轉移；右手前推；左腳向後踏步，完全着地後，將重心移至左腳；右腳保持在前方。

5

右手反掌，手心向天；右腳向後踏步，右腳完全着地後，將重心移至右腳；左腳後收，置於右側；左手前推；右手向下沉，置於腰前。

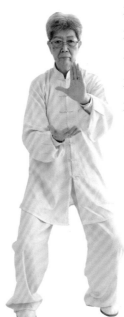

第六式：
左右穿梭

練習重點

- 重心轉移。
- 手眼協調。
- 腰部挺直。

注意事項

推掌時身體要保持挺直，避免前傾。

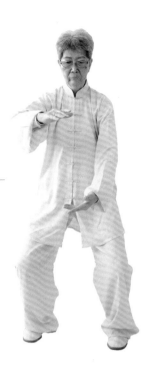

1

抱球：左手在下，右手在上。

2

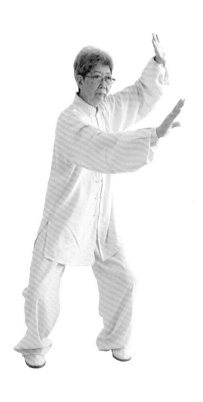

左穿梭：

- 腰微右轉，右手下沉至腰側，左手向上提至胸口，前臂向內旋至掌心向身體。
- 腰向左方旋轉，左腳隨腰向左前方出腳，重心移向左腳；左手繼續向上提，左前臂繼續向內旋，直至左手於左額上方，掌心朝天；右手隨身體向前方推掌，眼望右掌。
- 右腳向前以腳尖着地，置於左腳旁；雙手抱球：右手在下，左手在上。

3

右穿梭：

- 腰微左轉，左手下沉至腰側，右手向上提至胸口，前臂向內旋至掌心向身體。

- 腰向右方旋轉，右腳隨腰向右前方出腳，重心移向右腳；右手繼續向上提，右前臂繼續向內旋，直至右手於左額上方，掌心朝天；左手隨身體向前方推掌，眼望左掌。

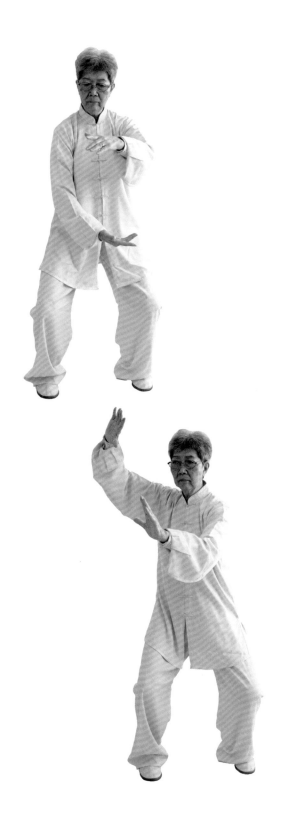

第七式：
海底針

練習重點

上身及其中一隻腳於前方，但重心在後方並保持平衡；此動作對平衡及後方腳部肌肉的控制有極高要求。

注意事項

- 練習初期可扶着固定物件或助行器以保持平衡；如肌肉力量不足，後方腳可以站直，並把重心平均分佈於兩腳。
- 身軀避免過份前傾，以免失去平衡；如有頭暈情況，身軀亦要避免過份傾前。

1

重心移向左腳；右腳以腳尖着地收至左腳側，重心保持在左腳；雙手下沉至左邊腰側。

2

左手收耳後，指尖向前。

3

右腳前伸，以腳尖着地；左膝微曲，重心保持在左腳；右手於腰間橫撥至右邊腰側，左手向前下方插針，身軀微微向前探，眼望前方。

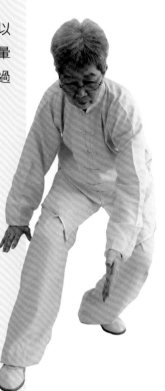

中風人士要太極

77

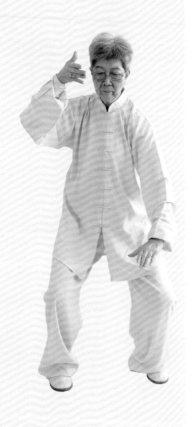

4

身軀挺直。

5

重心移至右腳；左腳向前踏步，以腳尖着地置於右腳側，重心保持在右腳；雙手置於右邊腰側。

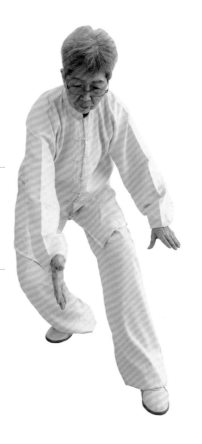

6

右手收耳後，指尖向前。

7

左腳前伸，以腳尖着地；右膝微曲，重心保持於右腳；左手於腰間橫撥至左邊腰側，右手向前下方插針，身軀微微向前探，眼望前方。

第八式：雲手

練習重點

- 手眼協調。
- 手、腳和腰的配合。
- 重心左右轉移。
- 腰部左右旋轉。

注意事項

- 練習初期可看着前方以保持平衡。
- 練習初期轉身動作可分為數步進行，甚至以手扶着固定物件或助行器，以確保安全。
- 這招式對手腳協調有極高要求，在練習初期可把手部和腳部動作分開，在熟練後才把動作結合。

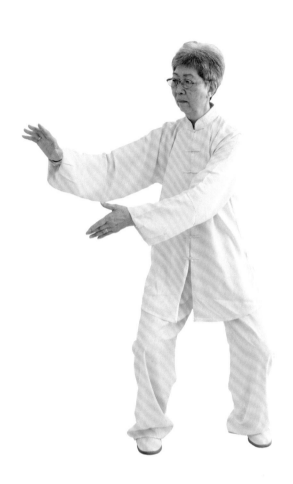

1

站直。

2

向右轉 90 度：

- 重心移至左腳，轉右腳。
- 重心移向右腳，轉左腳。
- 右手垂直，手指向天；左手在腰前，手心向下；眼睛看着右手，雙腳與肩同寬，重心平均分佈在雙腳。

79

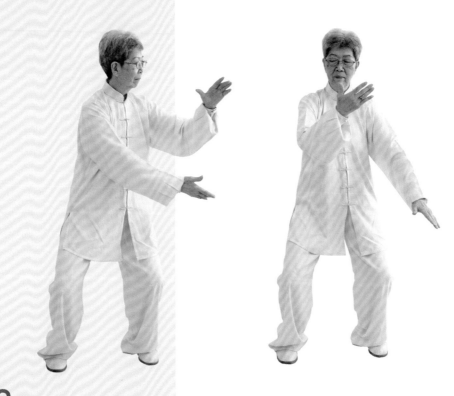

3

第一次雲手：

- 腰向右轉；右手下按至右腰，左手於身體右邊向上提至與眼睛同高，重心移至右腳。

- 腰向左轉；左腳向橫出步，當站穩後，將重心慢慢移至左腳；雙手隨腰向左移，左手在上方，指尖向上，手心向身體；右手在下，按於腰前；視線由右手轉移至左手。

- 當身體面向正中時，重心平均分佈在雙腳；雙手在身體正前方，左手反掌向前，右手於左手肘旁；視線繼續保留於左手。

- 身體繼續向左轉，重心繼續向左移；左手向左方橫撥，右手橫推至左邊腰間。

- 腰向右轉，右腳向橫跟步，與肩同寬；重心由左腳轉移至右腳；左手向下按，右手向上提至與眼睛同高，雙手隨腰向右移；視線由左手轉移至右手。

- 當身體面向正中時，重心平均分佈在雙腳；雙手在身體正前方，右手反掌向前，左手於右手肘旁；視線繼續保留於右手。

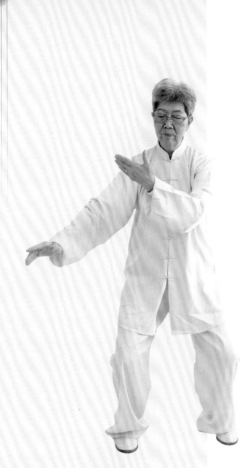

4

第二及第三次雲手：重複
第一次雲手兩次。

5

右手按在右腰側，
左手按在左腰側。

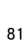

第九式：金雞獨立

練 習 重 點

- 單腳站立。
- 站穩一邊腳後，才提起另一邊腳，以確保安全。

注 意 事 項

- 此為難度較高招式，如肌肉力量和平衡力欠佳，則暫時不宜練習。
- 練習初期可以手扶着助行器，背靠牆邊，以確保安全。
- 練習初期不需要長時間停留在單腳站立的姿勢，只需把腳稍稍提高即可。

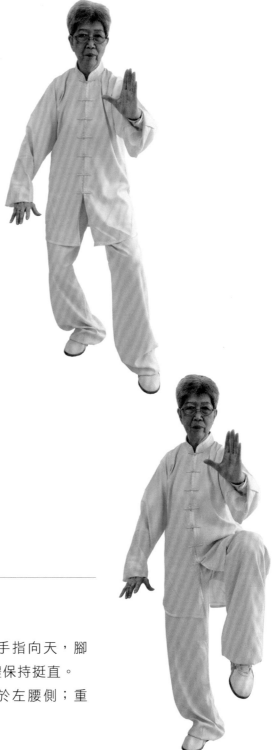

1

左邊金雞獨立：

- 重心向右移。
- 左手和左腳向上提起，手指向天，腳尖向下；視線向前，身體保持挺直。
- 左手左腳向下，左手按於左腰側；重心平均分佈於兩腳。

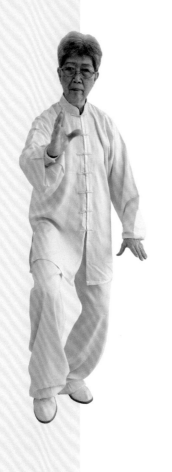
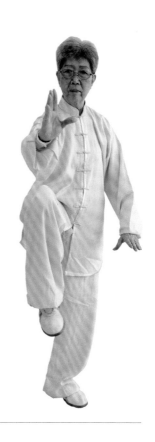

2

右邊金雞獨立：

- 重心向左移。
- 右手和右腳向上提起，手指向天，腳尖向下；視線向前，
  身體保持挺直。
- 右手右腳向下，右手按於右腰側；重心平均分佈於兩腳。

第十式：
左右蹬腿

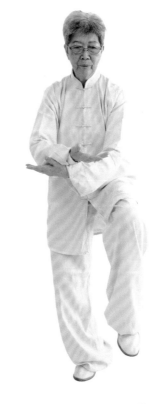

練習重點

- 單腳站立。
- 站穩一邊腳後，才提起另一邊腳，以確保安全。

注意事項

- 此為難度較高招式，如肌肉力量和平衡力欠佳，則暫時不宜練習。
- 練習初期可以手扶着助行器，背靠牆邊，以確保安全。
- 練習初期不需要長時間停留在單腳站立的姿勢，只需把腳稍稍提高即可。

1

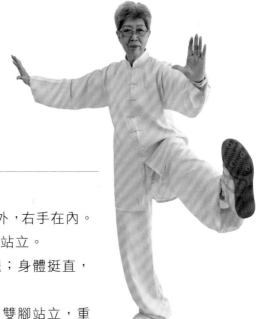

左蹬腿：

- 重心右移，雙手交叉，左手在外，右手在內。
- 雙手帶左腳上提，以右腳單腳站立。
- 雙手向外張開，伸直左膝蹬腿；身體挺直，眼望前方。
- 雙手向下按在腰間，收左腳，雙腳站立，重心平均分佈。

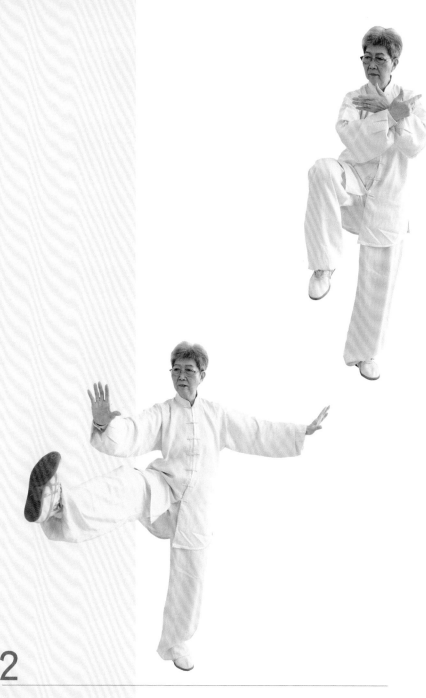

2

右蹬腿：

- 重心左移，雙手交叉，右手在外，左手在內。
- 雙手帶右腳上提，以左腳單腳站立。
- 雙手向外張開，伸直右膝蹬腿；身體挺直，眼望前方。
- 雙手向下按於腰間，收右腳，雙腳站立，重心平均分佈。

第十一式：
雙峰貫耳

練習重點

- 重心於原地站立時向前後轉移。
- 放鬆。
- 保持良好姿勢。

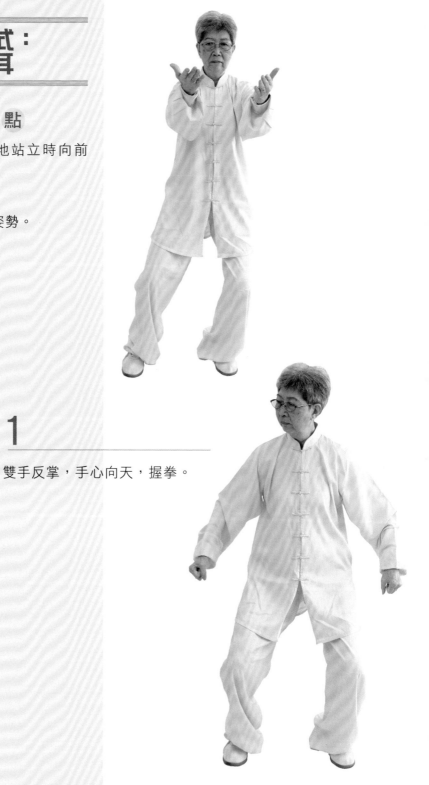

1

雙手反掌，手心向天，握拳。

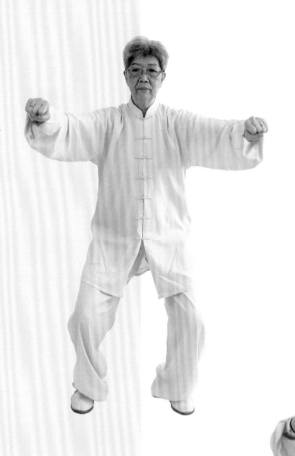

2

雙手向外打開,再從兩側往前畫弧,
前臂旋轉,手背向天,直至雙手成
頭部寬闊,眼望前方;重心稍前移,
腰部保持挺直。

第十二式：
收式

練 習 重 點

- 放鬆。
- 保持良好姿勢。

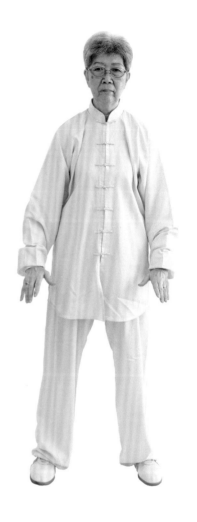

1

雙拳變掌。

2

雙手向下垂，重心由前方移回正中。

3

重心右移，收左腳。

4

重心平均分佈兩腳。

　　以上招式僅供參考，如有興趣學習太極，可跟隨太極導師學習。如欲了解自己是否適合練習太極，或練習太極時的注意事項，請諮詢醫生及物理治療師。此外，若暫時未能練習站立式太極，可嘗試練習坐式太極。最後，希望各位能享受練習太極的樂趣，並從中令身體更健康；亦請根據自己的能力練習，安全至上。

　　鳴謝黃蓮英太極師傅示範及提供太極練習的建議。

參考文獻

1. Chan, W. N., & Tsang, W. W. (2017). Effect of Tai Chi training on dual-tasking performance that involves stepping down among stroke survivors. *Evidence-based Complementary and Alternative Medicine,* vol. 2017, Article ID 9134173, 12 pages. Doi:10.1155/2017/9134173.

2. Chan, W. N., & Tsang, W. W. (2018). The effect of Tai Chi training on dual-tasking performance among stroke survivors: A randomized controlled trial. *Clinical Rehabilitation*, 32(8): 1076-1085. Doi: 10.1177/0269215518777872.

3. Chan, W. N. & Tsang, W. W. (2019). Short-term tai Chi training may benefit arterial compliance but not heart rate variability among stroke survivors: A randomized controlled trial. *Complementary Therpies in Medicine,* under review.

4. Fong, D. Y., Chi, L. K., Li, F., & Chang, Y. K. (2014). The benefits of endurance exercise and Tai Chi Chuan for the task-switching aspect of executive function in older adults: An ERP study. *Frontiers in Aging Neuroscience,* 6, 295. Doi: 10.3389/fnagi.2014.00295.

5. Lu, X., Hui-Chan, C. W., Tsang, W. W. (2013). Effects of Tai Chi training on arterial compliance and muscle strength in female seniors: a randomized clinical trial. *European Journal of Preventive Cardiology,* 20(2): 238-245. Doi: 10.1177/2047487311434233.

6. Wei, G. X., Xu, T., Fan, F. M., Dong, H. M., Jiang, L. L., Li, H. J., … Zuo, X. N. (2013). Can Taichi reshape the brain? A brain morphometry study. *PLoS ONE,* 8(4), e61038. Doi:10.1371/journal.pone.0061038.

中國人士耍太極

太極與認知功能

太極拳對集中力及記憶力的裨益

文偉光教授

太極拳是中國的智慧

太極拳是中國傳統的智慧，練習太極拳不但能強身健體，長期練習太極拳更是改善心理素質及提升腦部功能的另類方法。太極拳作為一種身心運動（mind-body exercise），其定義為當進行鍛鍊時，人須醒覺並專注於自身和內心深處，練習太極拳動作時須具備慢而流暢優雅的姿態及高度集中力，身心要保持放鬆，並配合身體平衡達至身心合一。（中國傳統哲學上，特別是道家方面，指出身心投入太極拳重點在於「靜中求動、動中求靜」的心境）。此外，太極拳也講求「以心行氣」，就像我們所關注的集中力，亦是現今術語所指的大腦專注力，同出一轍。

太極拳的運作着重剛柔並重，動作緩慢但連綿不絕，在悠然的心境中培養出更高的專注力，這種説法其實十分合乎近代對腦神經科學運作的原理研究。就是在輕鬆的心境下，十分有利於鍛鍊及提高個人的專注力，甚至相關的記憶及學習能力也得到改善。我們實在需要大力提倡太極拳，作為保健強腦及最終能改善生活的一種不可或缺的方式。

以下內容共分三部份。首先介紹太極拳運用的概念框架，其次是討論太極拳提升認知功能的基本原理，最後是一些研究課題的實證以及香港一項嘗試研究集中力及記憶力功能的成果。

太極拳運用的概念框架

參考鄧根（Dungan）的動態整合模式（圖一），指出人類運作分為三種層次，包括身、心及靈。動態整合與外部環境的變化應盡量保持平衡（Jin, 1989; Li & Chan, 2001; Lan, Lai & Chen,2002; Yan,1995）。太極拳的主旨正正合乎這種整合模式的解説，因其強調身心合一，而「身體」在運作太極拳時需把平衡力集中、姿勢控制及反應時間等配合才能整合起來。同時，專注力與記憶力會產生互動作用，當集中力被提升時會有助相關的記憶運作。

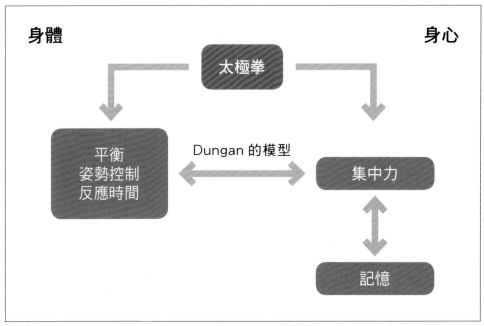

身體　　　　　　　　　　　　　　　　　　　　身心

太極拳

平衡
姿勢控制
反應時間

Dungan 的模型

集中力

記憶

圖一

太極拳提升認知功能的基本原理

更具體來説，太極拳可對太極拳練習者的整體健康（Jahnke, Larkey & Rogers, 2010）及身心帶來直接的裨益（Frank et al, 1996; Lan et al, 2002; Li et al, 2001; Tsang & Hui-Chan, 2004）。比起一般運動，練習太極拳似乎更能改善平衡及認知功能（Port, et al, 2018; Taylor-Piliae, Newell, Cherin, Lee, King & Haskell, 2010a）。具體研究指出太極拳能改善姿勢控制、平衡力、縮短長者的反應時間及提升專注力（Lajoie et al, 1993, Melzer et al, 2004, Tsang, Kwok & Hui-Chan, 2013; Xi, Siu, Fu & Hui-Chan, 2013）。再者，改善了的集中力有助進行更高層次的認知功能，例如記憶、醒覺狀態以至選擇及整合有用的視覺和空間訊息等（Banich 2004; Cook & Woollacott, 2001）。對於面對腦退化症的長者，太極拳起着改善的作用（Forgarty et al, 2016; Lam et al, 2011）。

練習太極拳亦能減少身心壓力（Wang et al, 2010），其原因包括能提示身體放鬆（Taylor-Piliae, Silva, & Peachey, 2012b）、提高自我意識、減少焦慮及抑鬱情緒（Lan et al, 2002），最終達到提高認知功能的另類美好效果（Berger et al,1992; Friedman et al, 1995; Jin 1992; Ralph 1997; Schell, Allolio & Schonecke, 1994; Williams & Lord, 1997; Zinn et al, 1992）。

部份研究更指出，因練習太極拳時注重呼吸，所以在進行呼吸練習時，除了能直接改善肺部功能及活動耐受性外，更能增加氧氣供應至腦部組織（Chan, Suen & Tam, 2011）；相關研究更指出練習太極拳能改善腦細胞的含氧量，從而增強大腦功能，這可由認知功能的改善中反映出來（Chiu, et al., 2012）。同一原理，練習太極拳能增強心血管功能、降低血壓升高和動脈硬化（Blake & Hawley, 2012），從而減少長者因腦血管性認知障礙症引起的認知功能下降（de La Torre, 2012），故此可達到改善腦功能的目的。此外，部份研究更進一步指出太極拳能提升大腦記憶容量及提升腦神經功能的表現（Forgarty et al, 2016; Tao et al, 2016）。

太極拳強調身心合一，故練習太極拳時，我們身體的九個主要關節包括腰、臀、脊柱、肩、頸、肘、手腕、膝蓋和腳踝會被整合成一個實體（Tsao,2000）。「式」（Form）是太極拳的基礎，每一式通常也多於一個步驟。正如之前提及，講求整體性與和諧也是太極拳的基本原則之一。我們可透過以下列表，以楊式太極拳中的八式作為分析，不難看出太極拳運動在整合基礎下，與控制身體平衡及集中力有着密切的關係（圖二）。

太極與認知功能

收看影片

起勢
Commencing Form

重 點

1. 身體直立，手掌和手指自然彎曲。
2. 放鬆肩膀和手肘。
3. 腰部保持放鬆，臀部彎曲，同時彎曲膝蓋。

動 作 控 制

1. P
2. P
3. P，C

集 中 力

1. 持續性
2. 持續性
3. 持續及分散性

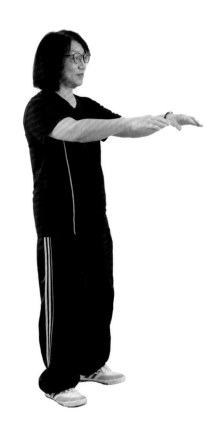

注：P= 姿勢
C= 協調
B= 平衡

94

卷肱勢
Repulse Monkey

重 點

1. 推出並拉回手掌，保持手臂彎曲，不要鎖住手肘。
2. 把目光放在活動中的手上；當手掌互相交叉時，像磁性排斥一樣將它們分開。

動 作 控 制

1. P，C
2. C

集 中 力

1. 持續、分散及轉換性
2. 持續及分散性

注：P= 姿勢
　　C= 協調
　　B= 平衡

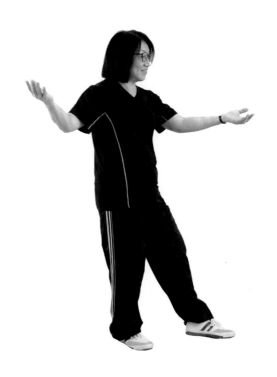

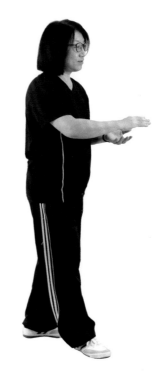

95

摟膝拗步
Brush Knee and Twist Step

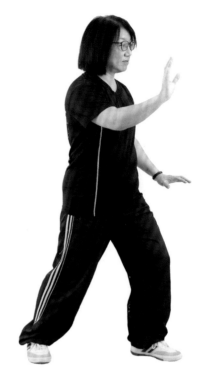

重 點

1. 腳踏出向右推，重心向前傾。
2. 腳跟距離：12 吋和弓架。
3. 保持身體直立，肩膀下垂，手肘向下，同時放鬆腰臀。
4. 身體轉向，左右手臂開始向相反方向移動。

動 作 控 制

1. C，P，B
2. P
3. P
4. C，P

集 中 力

1. 分散、持續及轉換性
2. 持續性
3. 持續性
4. 分散、持續及轉換性

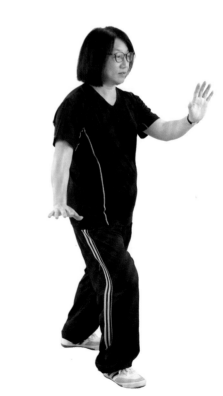

注：P= 姿勢
　　C= 協調
　　B= 平衡

野馬分鬃
Part the Wild Horse's Mane

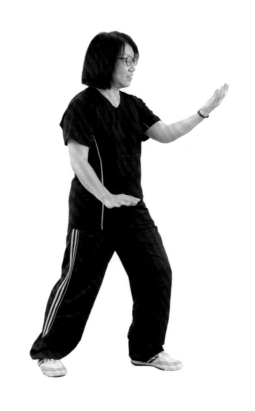

重　點

1. 上半身直立，胸部放鬆，挺直身體。
2. 保持手臂呈圓形及循環伸展。
3. 轉身時轉動腰部
4. 弓步和分開雙手時須流暢和同步移動。
5. 弓步：前腳先跟在腳後跟上，膝蓋不能彎曲到腳趾外；後腿保持筆直，但未鎖定。
6. 12 吋腳跟距離。

動 作 控 制

1. P
2. P
3. P
4. C
5. P，B，C
6. P，B

集 中 力

1. 持續性
2. 持續性
3. 持續性
4. 分散及轉換性
5. 持續、分散及轉換性
6. 持續性

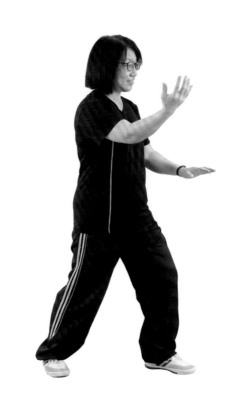

97

雲手
Wave Hands Like Clouds

重 點

1. 九個主要關節包括腰、臀、脊柱、肩、頸、肘、手腕、膝蓋和腳踝同時慢慢地動起來；保持腰臀放鬆，肩膀向下。
2. 身體帶動手臂移動，以腰椎為軸；保持雙臂抱圓和自然的姿勢；手在身體前面畫圓圈和重疊。
3. 當踏出時，把全身的力放在重心腿上。
4. 視線跟着手部移動。

動 作 控 制

1. C，P
2. C，P
3. B
4. C

集 中 力

1. 分散、持續及轉換性
2. 持續、分散及轉換性
3. 分散及轉換性
4. 分散、持續及轉換性

注：P= 姿勢
C= 協調
B= 平衡

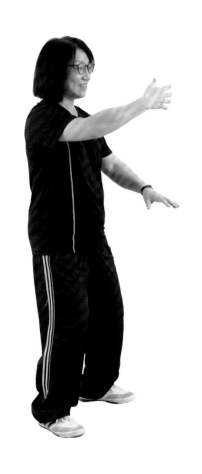

金雞獨立
Golden Cock Stands on One Leg

重　點

1. 重心腿微彎，保持上半身穩定挺直。
2. 想像一下手拉起腿。
3. 非重心腿的腳趾指向下方。

動 作 控 制

1. B，C，P
2. C，B
3. P

集 中 力

1. 分散及轉換性
2. 持續及轉換性
3. 持續及轉換性

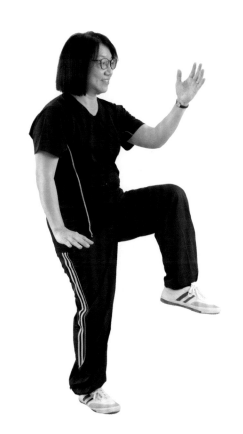

注：P= 姿勢
　　C= 協調
　　B= 平衡

太極與認知功能

99

蹬腳
Kick with Heel

重 點

1. 重心腿微彎。
2. 保持上半身自然直立，不
   要向前傾。
3. 彎曲雙肘，手臂流暢及呈
   圓形地轉動。

動 作 控 制

1. P，B
2. P
3. P

集 中 力

1. 持續及轉換性
2. 持續性
3. 持續及分散性

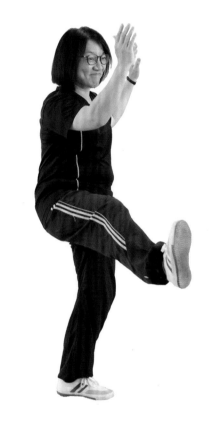

注：P= 姿勢
　　C= 協調
　　B= 平衡

100

攬雀尾
Grasp the Bird's Tail

重 點

1. 向前踏出時把全身的力放到腳跟，向前移動後就把重心放到整個腳底上。
2. 保持雙臂成圓形，肩膀和手肘垂下。
3. 雙手分開及身體轉動時要保持協調。
4. 弓步時雙腳要保持 12 吋的距離。

動 作 控 制

1. C，B，P
2. P
3. C
4. P，B

集 中 力

1. 持續、分散及轉換性
2. 持續性
3. 分散及轉換性
4. 持續及轉換性

注：P= 姿勢
　　C= 協調
　　B= 平衡

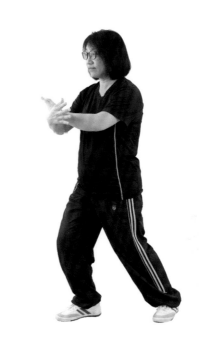

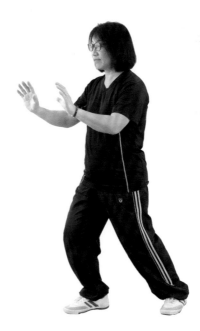

十字手
Cross Hands

重 點

1. 雙腿要平均地承受體重，
   雙臂呈弧形，手肘微彎。
2. 保持身體直立。

動 作 控 制

1. B，P
2. P

集 中 力

1. 持續性
2. 持續性

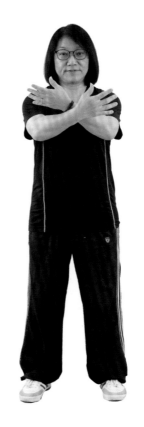

注：P= 姿勢
C= 協調
B= 平衡

收勢
Closing Form

重 點
全身放鬆，深呼吸，慢慢呼
氣。

動 作 控 制
P

集 中 力
持續性

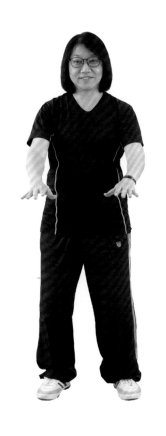

注：P= 姿勢
C= 協調
B= 平衡

圖二：
太極拳拳式與身體平衡的關係

太極與認知功能

專注力分為多種，包括持續專注力，分散及轉換專注力。整體上，大多數的太極拳拳式也需要身體或重心保持在同一中軸、低重心、控制太極拳動作和放鬆心情，以上要求需要從開始到結束一直維持。耍太極拳需時十分鐘以上，如長時間練習太極拳會有助改善持續的專注力（sustained attention）。太極拳拳式和次序是固定的，而人們通常會長時間練習某種特定風格的拳式，但某些動作模式須於左側和右側同時進行。因此若長期練習太極拳，交替專注力會有所改善。總括而言，長期練習太極拳的人士於「持續和分開的專注力測試」中可能獲得更佳的轉換專注力（alternative attention）分數。再者，注意力或集中力引導相關的感官輸入，這樣可促進大腦進一步處理，例如產生記憶。練習太極拳時，正好也為大腦工作記憶緩存區獲得相關信息及把相關信息帶到工作記憶緩存區。小腦是另一個負責程序性學習和記憶的區域，而計劃如何活動是小腦的主要功能之一。小腦可在時域中進行索引和把事件排序。因此，小腦對任何涉及序列的認知功能都必不可少（Peterson 1998）。太極拳重複的練習可強化記憶相關的神經網絡，達到改善記憶的效果。

➤➤ 科研實證例子（Man, Tsang & Hui-Chan, 2010）

一項本地研究希望調查太極拳對提升香港老年人認知功能的療效，是一項回溯及橫斷性研究，並假設太極拳可提高集中力，練習太極拳對緩和香港長者的記憶衰退或失智症也有幫助。此研究透過三組相近年齡和性別的年長參與者作出比較。

研究隊伍一共招募了135位年齡為55歲或以上的參與者，參與者被分為三個不同的研究組別，分別是太極拳組（由太極拳師傅轉介）、運動組（由香港中華基督教青年會游泳班、康樂及文化事務署長者運動班及直接聯絡長者中心進行招募）以及非運動組（透過長者中心進行隨機招募）。參與者須具備以下經驗：

1. 太極拳組參與者須已練習太極拳三年或以上，每週三天和每次進行45分鐘的太極拳練習。
2. 運動組參與者須具備三年或以上的運動習慣，每週三天和每次進行20分鐘的運動練習。

合資格參與者須進一步達到以下標準才能入選，包括參與者能獨立照顧自己（由 Modified Barthel Index 作篩選）、能夠溝通並遵循簡單的口頭指示及於「老人抑鬱短量表」評估中的結果為正常精神狀態。而排除參加條件的標準則包括：

1. 參與者有打麻將、下象棋、玩橋牌及閱讀的習慣。
2. 參與者每天進行上述活動多於 30 分鐘或每週進行三次上述活動並持續一年。
3. 另外，參與者的病歷若曾出現失智症、中風、帕金森氏症、嚴重眩暈或癌症，以及參與者有明顯的認知問題，或他們在「中文版簡短式智能評估」的得分低於 24 分，都不符合參與此研究的條件。

此研究的評估工具包括：

1. 用作認知功能篩檢測驗的「中文版簡短式智能評估」（CMMSE）、評估身體狀況的「改良式巴氏量表」（MBI）及評估心理狀態的「老人抑鬱短量表（GDS）」。
2. 用來評估專注力的「Color trail test 彩色路徑描繪測驗」、測試記憶力的「Rivermead Behavioral Memory Test/RBMT 行為記憶測驗中文版」（屬功能記憶的評估）及「香港文字記憶學習測試」（Hong Kong List Learning Test/HKLLT，屬於言語記憶和記憶過程的評估部份）。

數據分析

	太極拳組	運動組	非運動組
參與者數目	42（31%）	49（36%）	44（33%）
性別			
男性	20（47.6%）	23（46.9%）	21（47.7%）
女性	22（52.4%）	26（54.1%）	23（52.3%）
就業情況			
從業	2（4.8%）	1（2%）	2（4.5%）
退休	40（95.2%）	48（98%）	42（95.5%）

	太極拳組	運動組	非運動組
住屋			
單人	7（16.7%）	1（2%）	3（6.8%）
與家人同住	35（82.3%）	48（98%）	41（93.2%）

	太極拳組	運動組	非運動組
教育程度			
小學或以下	27（64.3%）	34（69.4%）	24（54.5%）
小學以上	15（35.7%）	15（30.5%）	20（45.5%）
慢性疾病			
沒有	12（28.6%）	15（30.6%）	12（27.3%）
有	30（71.4%）	34（69.4%）	32（72.7%）
藥物治療			
服藥中	20（52.4%）	27（55.1%）	27（61.4%）
無需要	22（27.6%）	22（44.9%）	17（38.6%）
年齡	68.9（6.1,55-81）	68.1（7.5,55-85）	68.2（8.5,55-90）
CMMSE 分數	28.9（1.1,26-30）	28.3（1.6,24-30）	28.4（1.6,24-30）
GDS 分數	5.9（3.6, 2-19）	7.6（5.7,1-25）	8.8（4.7, 2-24）

圖三：參與者人口統計數據

　　圖三顯示各組的人口統計數據。以下是部份研究結果：三組參與者的平均年齡為 68 歲、於 CMMSE 評估中的平均分數為 28 分、大部份參與者已退休和跟人同住，以及大部份參與者的教育程度為小學或以下。此外，在醫療背景中，有慢性疾病的參與者佔 70%，而大多數人士患有高血壓。有關集中力的數據分析可參閱圖四及五。

		高於平均值	平均值	低於平均值	受損
太極拳組	總數（共42）	10	15	7	10
	組內 %	23.8%	35.7%	16.7%	23.8%
運動組	總數（共49）	8	14	3	24
	組內 %	16.3%	28.6%	6.1%	49.0%
非運動組	總數（共44）	10	13	4	17
	組內 %	22.7%	29.5%	9.1%	38.6%
總數	總數（共135）	28	42	14	51
	組內 %	20.7%	31.1%	10.4%	37.8%

圖四：顏色路徑測驗（試驗一）之持續注意力（以秒為時間單位）- 交叉表

		高於平均值	平均值	低於平均值	受損
太極拳組	總數（共42）	13	14	1	14
	組內 %	31.0%	33.3%	2.4%	33.3%
運動組	總數（共49）	7	12	7	23
	組內 %	14.3%	24.5%	14.3%	46.9%
非運動組	總數（共44）	7	10	10	17
	組內 %	15.9%	22.7%	22.7%	38.6%
總數	總數（共135）	27	36	18	54
	組內 %	20.0%	26.7%	13.3%	40.0%

圖五：顏色路徑測驗（試驗二）之分散注意力（以秒為時間單位）- 交叉表

　　圖六、七及八分別顯示了記憶測驗（RBMT）總篩選得分，及香港文字記憶學習測試（HKLLT）的結果：

太極拳組（n=42）在記憶測驗（RBMT）總篩選得分

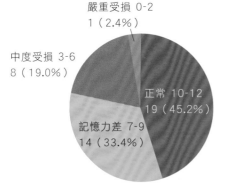

嚴重受損 0-2
1（2.4%）

中度受損 3-6
8（19.0%）

正常 10-12
19（45.2%）

記憶力差 7-9
14（33.4%）

- ■ 正常 10-12
- □ 記憶力差 7-9
- ■ 中度受損 3-6
- ■ 嚴重受損 0-2

運動組（n=49）在記憶測驗（RBMT）總篩選得分

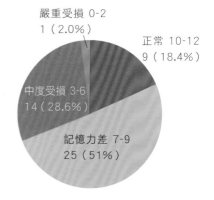

嚴重受損 0-2
1（2.0%）

正常 10-12
9（18.4%）

中度受損 3-6
14（28.6%）

記憶力差 7-9
25（51%）

- ■ 正常 10-12
- □ 記憶力差 7-9
- ■ 中度受損 3-6
- ■ 嚴重受損 0-2

非運動組（n=44）在記憶測驗（RBMT）總篩選得分

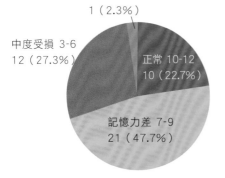

嚴重受損 0-2
1（2.3%）

中度受損 3-6
12（27.3%）

正常 10-12
10（22.7%）

記憶力差 7-9
21（47.7%）

- ■ 正常 10-12
- □ 記憶力差 7-9
- ■ 中度受損 3-6
- ■ 嚴重受損 0-2

在記憶測驗（RBMT）總篩選得分的總數（n=135）

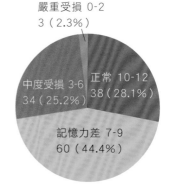

嚴重受損 0-2
3（2.3%）

中度受損 3-6
34（25.2%）

正常 10-12
38（28.1%）

記憶力差 7-9
60（44.4%）

- ■ 正常 10-12
- □ 記憶力差 7-9
- ■ 中度受損 3-6
- ■ 嚴重受損 0-2

圖六：記憶測驗（RBMT）總篩選得分

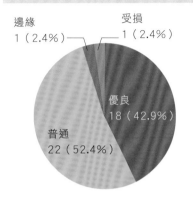

太極拳組（n=42）在香港文字
記憶學習測試 - 記取
（HKLLT - encoding）得分

邊緣
1（2.4%）
受損
1（2.4%）
優良
18（42.9%）
普通
22（52.4%）

■ 優良
■ 普通
■ 邊緣
■ 受損

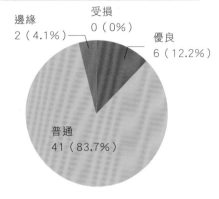

運動組（n=49）在香港文字
記憶學習測試 - 記取
（HKLLT - encoding）得分

邊緣
2（4.1%）
受損
0（0%）
優良
6（12.2%）
普通
41（83.7%）

■ 優良
■ 普通
■ 邊緣
■ 受損

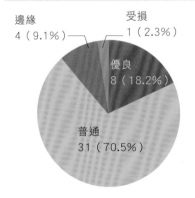

非運動組（n=44）在香港文字
記憶學習測試 - 記取
（HKLLT - encoding）得分

邊緣
4（9.1%）
受損
1（2.3%）
優良
8（18.2%）
普通
31（70.5%）

■ 優良
■ 普通
■ 邊緣
■ 受損

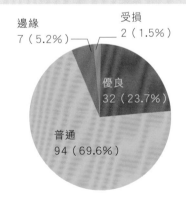

在香港文字記憶學習測試 - 記取
（HKLLT - encoding）得分
的總數（n=135）

邊緣
7（5.2%）
受損
2（1.5%）
優良
32（23.7%）
普通
94（69.6%）

■ 優良
■ 普通
■ 邊緣
■ 受損

圖七：香港文字記憶學習測試 - 記取（HKLLT- encoding）得分

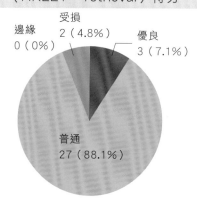

太極拳組（n=42）在香港文字
記憶學習測試 - 取回
（HKLLT - retrieval）得分

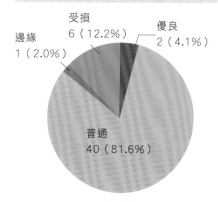

運動組（n=49）在香港文字
記憶學習測試 - 取回
（HKLLT - retrieval）得分

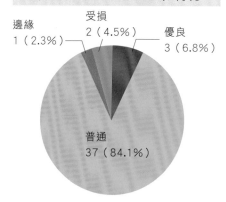

非運動組（n=44）在香港文字
記憶學習測試 - 取回
（HKLLT - retrieval）得分

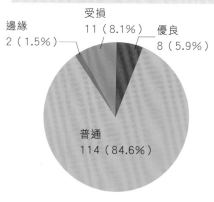

在香港文字記憶學習測試 - 取回
（HKLLT - retrieval）得分
的總數（n=135）

圖八：香港文字記憶學習測試 - 取回（HKLLT-retrieval）得分

透過上述各交叉表分析後的卡方檢驗，顯示除了香港文字記憶學習測試中（取回）分數外，太極拳組的認知功能表現比其他兩組更好。若分別選擇記憶力與集中力作為變異數分析（ANOVA），測試分數之結果可參考圖九。

	平均數 （太極拳組，運動組，非運動組）	調整平均數 （太極拳組，運動組，非運動組）	F	P
顏色路徑測驗（試驗一）之持續注意力	36.73, 36.37, 62.59	69.09, 80.65, 90.35	2.69	0.03*
顏色路徑測驗（試驗二）之分散注意力	63.67, 88.86, 141.5	143.57, 169.30, 198.81	1.63	0.02*
行為記憶測驗 - 總概述分數	3.56, 3.55, 3.74	19.07, 17.67, 17.15	3.49	0.03*
行為記憶測驗 - 總篩選分數	2.32, 1.96, 2.29	8.56, 7.61, 7.54	3.19	0.04*
香港文字記憶學習測試 - 記取 - blocked	8.34, 8.37, 10.40	33.28, 28.52, 25.68	9.41	0.00***
香港文字記憶學習測試 - 取回	2.22, 2.7, 2.68	-1.91, -2.83, -3.37	4.12	0.018*
香港文字記憶學習測試 - 語義聚類	2.78, 3.12, 3.17	9.15, 7.29, 6.29	11.5	0.00***
香港文字記憶學習測試 - 主觀組織	2.27, 2.16, 1.97	4.19, 3.24, 2.56	8.16	0.00***

Note： * p<0.05， ***p<0.001
圖九：變異數分析（ANOVA）中記憶力與注意力之測試分數

研究結果亦指出太極拳組於所有記憶力和集中力測試中的平均得分最高。此外，變異數分析的結果有明顯差異。若以香港文字記憶學習測試 - 記取之數據作事後比較檢定（Post Hoc test），出現多重比較的結果指出因變量結果，就是太極拳組的記憶力都比運動組及非運動組好（圖十）：

		平均差 （I-J）	標準誤差	差異 顯著性	95% 估計區間	
（I） 參與者組別	（J） 參與者組別				下限	上限
太極拳組	＊運動組	5.4626	1.90726	.013	.9415	9.9836
	＊非運動組	7.5693	1.95664	.000	2.9312	12.2074
運動組	太極拳組	-5.4626	1.90726	.013	-9.9836	-.9415
	非運動組	2.1067	1.88378	.505	-2.3587	6.5721
非運動組	太極拳組	-7.5693	1.95664	.000	-12.2074	-2.9312
	運動組	-2.1067	1.88378	.505	-6.5721	2.3587

＊ p<0 .05 level.

圖十：香港文字記憶學習測試 HKLLT 之數據分析 - 事後比較（Post Hoc test）

同樣，香港文字記憶學習測試 - 語義聚類及主觀組織之事後比較檢定（Post Hoc test）的結果相若。太極拳組比運動組和非運動組在統計上有顯著及更好的表現，包括獲得、語義聚類及主觀組織方面。至於在其他測試中，太極拳組只比非運動組表現更好，而沒有比運動組更佳。當數據是從共變數分析（ANCOVA）以控制着干擾變數，所得結果會與共變數分析結果很相似，包括性別、年齡、就業情況、生活環境、教育程度和醫療情況（如慢性疾病和藥物治療）等。

總括而言，這項橫斷面研究的結果一致。研究發現太極拳對老年人的認知功能（包括集中力及記憶力）具有治療效果。此外，需要使用隨機對照試驗（RCT）設計的前瞻性研究以探究當中可能產生的因果關係。我們建議未來可更詳細地研究太極拳對集中力和不同記憶功能的影響。

參考文獻

1. Banich, M.T. (2004). *Cognitive Neuroscience and Neuropsychology,* 2nd edition. Houghton Mifflin.

2. Berger,B., Owen, D., (1992). Mood alteration with yoga and swimming: aerobic exercise may not be necessary. *Percept Motor Skill,* 75, 331-343.

3. Blake, H., Hwaley, H. (2012). Effects of Tai Chi exercise on physical and psychological health of older people. *Current Aging Science,* 5,19-27.

4. Chan, A.W.K., Lee, A., Suen, L.K.P., Tam, W.W.S. (2011). Tai Chi Qigong improves lung functions and activity tolerance in COPD clients: a single blind, randomized controlled trial. *Complementary Therapy and Medicine,* 19, 3-11.

5. Chiu, S.C., Huang, S.yY., Tsai, Y.C., Chen, S.P., Pang, C.Y., Lien, C.F., Lin, Y.J., Yang, K.T. (2012). Poly (ADP-ribose) polymerase plays an important role in intermittent hypoxia-induced cell death in rat cerebellar granule cells. *Journal of Biomedical Science,* 19, 29.

6. Cook, A.S., Woollacott, M.H. (2001). *Motor Control Theory and Practical Applications,* 2nd edition. Lippincott Williams & Wilkins.

7. de la Torre, J.C. (2012). Cardiovascular risk factors promote brain hypoperfusion leading to cognitive decline and dementia. *Cardiovascular Psychiatry and Neurology*, 2012, 367516.

8. Forgarty, J.N., Murphy, K.J., McFartane, B., Montero-Odasso, M., Wells, J., Troyer, A.K., Trinh, D., Gutmanis, I., Hansen,K.T. (2016). *Journal of Aging and Physical Activity,* 24, 169-180.

9. Jin, P. (1989). Changes in heart rate, noradrenaline, cortisol and mood during Tai Chi. *Journal of Psychosomatic Research,* 33(2), 197-206.

10. Jin, P. (1992). Efficacy of Tai Chi, brisk walking, meditation and reading in reducing mental and emotional stress. *Journal of Psychosom Res.,* 36, 361-370.

11. Lam, L.C., Chau, R.C., Wong, B.M., Fung, A.W., Lui, V.W., Tam, C.C., Leung, G,T., Kwok, T.C., Chiu, H.F., Ng, S., Chan, W.M. (2011). Interim follow-up of a randomized controlled trial comparing Chinese style mind body (Tai Chi) and stretching exercises on cognitive function in subjects at risk of progressive cognitive decline. *International Journal of Geriatric Psychiatry,* 26(7), 733-740.

12. Lajoie, Y., Teasdale, N., Bard, C., Fleury, M. (1993). Attentional demands for static and dynamic equilibrium. *Experimental Brain Research,* 97(1), 139-44.

13. Lan, C., Lai, J. S., Chen, S.Y. (2002) Tai chi chuan - An ancient wisdom on exercise and health promotion. *Sports Medicine,* 32, 217-224.

14. Li, J.X., Hong, Y., Chan, M.K. (2001). Tai Chi: physiological characteristics and beneficial effects on health. *British Journal of Sports Medicine,* 35, 148-156.

太極與認知功能

15. Man, D.W.K., Tsang, W.W.N., Hui-Chan, C.W.Y. (2010). Do older tai chi practitioners have better attention and memory functions? *The Journal of Alternative and Complementary Medicine*, 16(2), 1259-1264.

16. Melzer, I., Oddsson, Ll. (2004). The effect of a cognitive task on voluntary step execution in healthy elderly and young individuals. *Journal of the American Geriatrics Society,* 52 (8), 1255-62.

17. Port, A.P., Santaella, D.F., Lacerda, S.S., Speciali, D.S., Balardin, J.B., Lopes, P.B., Afonso, R.F., Radvany, J., Amaro. E., Kozasa, E.H. (2018). *Cognition and brain function in elderly Tai Chi practitioners: A case-control study.* https://doi.org/10.1016/j.explore.2018.04.007

18. Ralph, L. F. (1997). Mind-body fitness: encouraging prospects for primary and secondary prevention. *Journal of Cardiovascular Nursing,* (11)3, 53-65.

19. Schell,F.J., Allolio, B., Schonecke, W.O. (1994). Physiological and psychological effects of Hatha-yoga exercise in healthy women. *International Journal of Psychosomatics*, 41, 46-52.

20. Tao, J., Liu, J., Egorova, N., Chen X.L., Sun, S., Xue, X., Huang, J., Zheng, G., Wang, Q., Chen, Li, Kong, J. (2016).Increased hippocampus—medial prefrontal cortex resting-state functional connectivity and memory function after Tai Chi Chuan Practice in elder adults. *Frontier Aging Neuroscience.* https://doi.org/10.3389/fnagi.2016.00025

21. Taylor-Piliae, R.E., Newell, K.A., Cherin R., Lee, M.L., King A.C., Haskell, W.L. (2010a). Effects of Tai Chi and western exercise on physical and cognitive functioning in healthy community-dwelling older adults. *Journal of Aging and Physical Activity*, 18, 261-279.

22. Taylor-Piliae, R., Silva, E, Peachey S. (2010b). Tai Chi as an adjunct physical activity for adults aged 45 years and older enrolled in phase III cardiac rehabilitation. *European journal of cardiovascular nursing*, 11. 34-43.

23. Tsang, W.W.N., Hui-Chan, C.W. (2004). Effect of 4- and 8-week intensive Tai Chi training on balance control in the elderly. *Medical Science in Sports Exercise*, 36, 648-657.

24. Tsang, W.W.N., Kwok, J.C.Y., Hui-Chan, C.W.Y. (2013). Effects of gaining and tai chi on a finger-pointing task with a choice paradigm. *Evidence-based Complementary and Alternative Medicine*. Article ID 653437, http://dx.doi.org/10.1155/2013/653437.

25. Tso, J. (2000). Compact tai chi: combined forms for practice in limited space. *York Beach*, Me: Samuel Weiser, Inc.

26. Wang, C., Bannur, R., Ramel, J., Kupelnick, B., Scott, T., Schmid C.H. (2010).Tai Chi on psychological well-being: systematic review and meta-analysis.1L,23 http://www.biomedcentral.com/1472-6882/10/2.

27. Williams, P., Lord, SR. (1997). Effects of group exercise on cognitive functioning and mood in older women. *Australian & New Zealand Journal of Public Health,* 21(1), 45-52.

28. Xi, L., Siu, K.C., Fu, S.N., Hui-Chan, C.W. (2013).Tai Chi practitioners have better postural control and selective attention in stepping down with and without a concurrent auditory response task. *European Journal of Applied Physiology*, 113(8), 1939-1945.

29. Yan, J. (1995). The health and fitness benefits of tai chi. *The Journal of Physical Education and Dance*, 66(9), 61.

30. Zinn, J.K., Massion, A.O., Kristeller, J. (1992). Effectiveness of a meditation-based stress reduction program in the treatment of anxiety disorders. *American Journal of Psychiatry*, 149, 936-943.

太極與認知功能

115

經絡和針灸的神經學機制

郭霞博士

經絡和針灸

中醫經絡理論的形成至今成謎。「經絡」一詞首先見於幾千年前成書的《黃帝內經》，而針灸是通過針刺體表的一個或一組穴位以達到調節內臟功能的治療方法。儘管針灸已被證實有效並得到世界性的推廣，但中醫的經絡理論卻難以用現代醫學理論詮釋。有關經絡與針灸的現代科學研究探索，是建基於相信傳統的經絡路線對應某種特殊物質結構，而針灸是通過刺激這些特殊物質來調節內臟功能，所以至今的經絡假說都是試圖為經絡提供物質學基礎。

概論

「經絡」一詞首先見於幾千年前成書的《黃帝內經》（黃帝內經），書中系統地論述了十二經脈的運行部位、屬絡臟腑以及十二經脈發生病變時的症候，記載了十二經別、別絡、經筋和皮部等內容，並且記載了約160個穴位名稱。《靈樞・經別》説：「夫十二經脈者，人之所以生，病之所以成，人之所以治，病之所以起，學之所始，工之所止也。」（黃帝內經）概括説明經絡分別對生理、病理、診斷及治療等方面的重要意義。公元256-282年皇甫謐編著的《針灸甲乙經》（皇甫謐，256）對經絡學説和針灸療法進行了系統的歸納和整理，論述了349個穴位，其中300個在十二正經上，49個在軀幹前後中線上。

針灸是通過針刺體表的一個或一組穴位以達到調節內臟功能的治療方法。與現代醫學相比，針灸發展相對滯後。這種滯後並非因為針灸治療方法落後，而是詮釋針灸治療的中醫機理不能納入現代醫學的語境之故。有別於針灸學的幾千年歷史，經絡及針刺效應的現代科學基礎研究只有短短幾十年。

中醫經絡理論的形成至今成謎。主要十二經絡的特徵最基本是「夫十二經脈者，內屬於臟腑，外絡於肢節」（黃帝內經），即每條經脈有體表與體內兩條通道，體表通道通過體內通道與體內某個特定內臟器官相連（圖一）。功能上，內臟器官的疾病可在體表經脈上的穴位反映，而針刺體表相關穴位又可調節對應內臟器官的功能。儘管針灸已被證實有效並得到世界性的推廣，但中醫的經絡理論卻難以用現代醫學理論詮釋。由於至今還未能找到經絡的存在，針灸的作用機制更無從解釋。有關經絡與針灸的現代科學研究探索，是建基於相信傳統的經絡路線對應某種特殊物質結構，而針灸是通過刺激這些特殊物質來調節內臟功能，所以至今的經絡假説都是試圖為經絡提供物質學基礎。代表性的假説包括：

1. 解剖學層面的筋膜假説和肌電假説。筋膜假説（季鐘樸，1981）認為經絡的物質基礎是皮下、肌間和骨表面筋膜，理據是解剖學上許多穴位都位於這些筋膜上。而筋膜中的膠原纖維對波長 20μm 的遠紅外線有 100% 的透光率，膠原纖維的定向排列具有光纖特性，遠紅外線延膠原纖維的傳導即是經絡中的氣。肌電假説（祝總驤，1989）則認為無論在肌腹骨骼肌內肌纖維縱行排列還是在肌纖維交織處，肌纖維和經絡走向都是一致的。肌肉可以產生並定向傳導肌電。但部份針灸穴位並不存在

肌肉也有針感的傳導，這不能用肌電來解釋。

2. 份子生物學層面的蛋白通道假說（胡翔龍，1990），認為經絡是由跨越不同組織間的蛋白鏈組成的通道。而溶液晶體透明質酸假說認為經絡的物質基礎，是具有一定導電性能並處於臨界濃度的溶液晶體透明質酸所形成極細微的液體管道。

3. 物理學方面的理論包括經絡本質的量子觀、控制論、信息論、耗散機構論和生物全息論（祝總驤，1989）。

4. 近年在尋找經絡的物質結構遭遇挫折後，也有理論提出經絡是功能性通道，並無實際解剖結構存在。

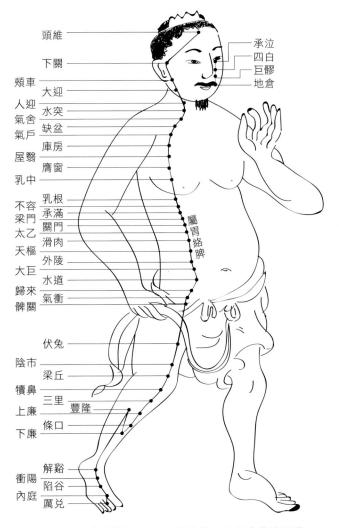

足陽明胃經之圖
左右共九十穴
凡四十五穴

頭維
承泣
四白
巨髎
地倉
下關
頰車
大迎
人迎
水突
氣舍
氣戶
缺盆
庫房
屋翳
膺窗
乳中
乳根
不容
承滿
梁門
關門
太乙
滑肉
天樞
外陵
大巨
水道
歸來
氣衝
髀關
屬胃絡脾

伏兔
陰市
梁丘
犢鼻
三里
豐隆
上廉
條口
下廉

解谿
衝陽
陷谷
內庭
厲兌

圖一：以胃經為例圖示十二正經的體表和內連臟腑通道

經絡和針灸的神經學機制

119

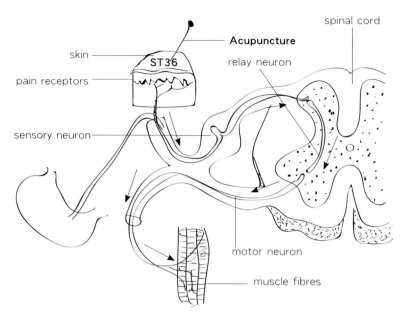

圖二：以胃及足三里穴圖示 SSU

理論

　　《靈樞》記載「夫十二經脈者，內屬於臟腑，外絡於肢節」。傳統經絡理論描述經絡系統有氣血循行的固定通道，因此針灸經絡上的穴位可治療相連臟腑的疾病，此說法最能體現經絡理論。基於以下考量，筆者提出體表臟腑感覺神經節段單位（Somatovisceral Sensory Unite, SSU）假說：一條經絡是脊髓特定節段感覺神經在體表的分佈區，穴位是該節段神經末梢密集區域，而體表經絡與相連臟腑的感覺和植物神經纖維，是屬於脊髓特定節段的同一群神經細胞（圖二）。

經絡—神經調節的解剖學理據

　　針灸穴位組織切片發現穴位處皮膚感覺神經末梢的密度（0.31/mm2），是非穴位皮膚感覺神經末梢密度（0.16/mm2）的兩倍（Kagitani et al, 2010）。另一項在中國進行的研究（劉克等，2009）抽取了 324 個穴位皮膚和皮下組織樣本，323 個與神經有密切關係。其中 304 個與淺層感覺神經相關，155 個與深層感覺神經相關，137 個與深淺層感覺神經都相關。穴位與感覺神經的密切關係支持神經系統在經絡訊號傳導的作用。我們透過神經免疫化學方法，進一步發現大鼠的足三里和湧泉穴位分佈的末稍神

經，主要為降鈣素基因相關肽陽性神經，這些神經的胞體位於脊髓神經後根結節（Guo et al, 2010）。用神經示蹤法追蹤穴位和經絡的神經走向，發現不僅體表感覺神經的胞體在脊髓呈節段性分佈，內臟的感覺神經也同樣在脊髓呈節段性分佈（Stao et al, 1992）。神經示蹤研究結果顯示胃與胃經上的足三里穴（Stao et al, 1993）、心臟和心經的內關穴（Stao et al, 1994）、肝臟與肝經的期門穴（Lu et al, 1983）等都在脊髓的某幾個節段有交匯，足以詮釋「夫十二經脈者，內屬於臟腑，外絡於肢節」。

經絡——神經調節的神經生理學理據

過去幾十年許多中外研究的結果證實，針灸效應必須依賴神經系統的完整性。利用麻醉或切斷神經傳導通道的方法，發現針刺足三里可使大鼠的胃酸分泌下降，但切斷胃迷走神經後針刺作用則會消失，説明針刺作用與迷走神經相關（Lu et al, 1983）。同樣地，針刺內關可減輕烏頭鹼誘發的心率失常；但切斷心臟的迷走神經後，針刺作用便不明顯（Kobayashi et al, 1998）。這些發現均支持經絡不是獨立於神經系統的。

筆者的研究團隊利用激光針灸刺激吊尾失重大鼠的足三里（圖三），並利用 CT 檢查股骨的骨質密度，發現可以預防失重引起的骨質流失（Guo et al, 2010）。我們也透過免疫化學方法檢查腰神經後根和股骨，發現激光刺激組的降鈣素相關肽在神經後根的感覺神經胞體和骨內感覺神經纖維，均明顯高於對照組（圖四），説明針灸預防骨質流失與神經後根感覺神經元活性增強有關。我們採用電刺激同一節段神經後根，取得與針灸同樣的結果（Lau et al, 2015；Lau et al, 2017），進一步證實針灸穴位的作用是通過感覺神經通道實現的。

神經多肽是經絡感應和針灸效應的中介物質

針刺效應的基礎是指針刺單穴或穴組（穴位配伍）。筆者的研究團隊利用激光針灸刺激吊尾失重大鼠的足三里並利用 CT 檢查股骨的骨質密度，發現可以預防失重引起的骨質流失。我們也透過免疫化學方法檢查腰神經後根和股骨，發現激光刺激組的降鈣素相關肽在神經後根的感覺神經胞體和骨內感覺神經纖維，皆明顯高於對照組，説明針灸預防骨質流失與神經後根感覺神經元活性增強有關。我們採用電刺激同一節段神經後根，

取得與針灸相同的結果，進一步證實針灸穴位的作用是通過感覺神經肽介導的（Lau et al, 2015；Lau et al, 2017）。

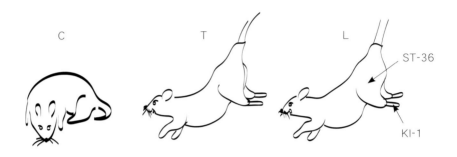

圖三：大鼠吊尾後肢無負重骨丟失模型。C為對照組，T為吊尾組，
L為吊尾並針刺足三里（ST36）和湧泉（KI-1）組。

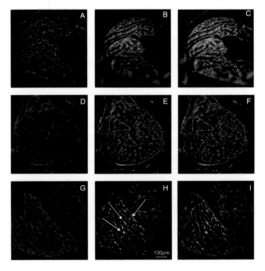

圖四：降鈣素相關肽在神經後根的感覺神經胞
體的免疫組化。H：針灸組的降鈣素相關肽奴度
冥想高於對照組（B）和吊尾組（E）。

參考文獻

1. 黃帝內經 https://ctext.org/huangdi-neijing/zh

2. 皇甫謐 （256）：針灸甲乙經 https://ctext.org/wiki.pl?if=gb&res=757735

3. 季鐘樸 （1981）經絡現象研究的今天和明天。中醫雜誌 22：47

4. 祝總驤 （1989）針灸經絡生物物理學。北京出版社，北京

5. 胡翔龍 （1990）中醫經絡現代研究。人民衛生出版社，北京

6. Kagitani F et al. (2010) Afferent nerve fibers and acupuncture. *Autonomic Neuroscience Basic and Clinical*, 157:2-8

7. 劉克等 （2009）穴位的外周神經密集支配及其易反射激活特性。針刺研究 1：37-42

8. Guo X et al. (2010) Laser acupuncture and prevention of bone loss in tail-suspended rats. *Aviat Spa ce Environ Med*, 81:914-8

9. Sato A et al. (1992) Mechanism of the reflex inhibition of micturition contractions of the urinary bladder elicited by acupuncture-like stimulation in anesthetized rats. *Neurosci*, Res. 15: 189-98.

10. Sato A et al. (1993). Neural mechanisms of the reflex inhibition and excitation of gastric motility elicited by acupuncture-like stimulation in anesthetized rats. *Neurosci*, Res. 18: 53-62.

11. Sato A et al. (1994) Reflex modulation of gastric and visceral function by acupuncture-like stimulation in anesthetized rats. *Biomed*, Res. 15: 59-65

12. Lu GW et al. (1983) Characteristics of afferent fiber innervation on acupuncture points zusanli. *Am J Physiol*, 245, R606-12

13. Kobayashi S et al. (1998) Experimental research on the reflex decrease of heart rate elicited by acupuncture stimulation in anesthetized rats. *JSAM*, 48, 23-32

14. Lau YC et al. (2015) Electrical stimulation at the dorsal root ganglion preserves trabecular bone mass and microarchitecture of the tibia in hindlimb-unloaded rats. *Osteoporosis Int*, 26:481-8

15. Lau YC et al. (2017) Response of Rat Tibia to Prolonged Unloading Under the Influence of Electrical Stimulation at the Dorsal Root Ganglion. *Neuromodulation*, 20:284-9

經絡和針灸的神經學機制

循證實踐

穴位經皮神經電刺激療法
在中風康復的應用

伍尚美博士　　　鄺偉恒博士

中風對活動能力的影響

因飲食習慣及生活模式轉變，受中風影響的患者數目逐漸上升。據統計，2010 年全球約有 1,690 萬宗中風新個案，香港每年則約有 22,000 人因中風而送院求醫。據報導，能夠在社區獨立走動是中風患者最重要的康復目標。中風患者普遍的活動能力障礙包括步行速度減慢、行走耐力降低以及異常的步姿等。但即使經過漫長的復康訓練，許多中風患者仍需別人的協助，方能在社區內活動。

➤ 經皮神經電刺激療法簡介

經皮神經電刺激療法（Transcutaneous Electrical Neuromuscular Stimulation, TENS）是物理治療常用的治療方法。當電流通過身體時，會產生輕微針刺或麻痹的感覺。根據動物研究報告顯示，經皮神經電刺激療法能選擇性刺激大直徑的 Aβ 感覺纖維。此刺激可以阻截痛楚的感覺傳至大腦，更能刺激大腦分泌具止痛功能的安多芬，因此經皮神經電刺激療法在臨床上多用來紓緩痛楚。由於普遍的經皮神經電刺激儀器僅使用一般電池推動，而且不具入侵性，除了裝有心臟起搏器、深層腦刺激儀器、治療部位有金屬嵌入物及有皮膚問題的病人外，一般病人均能安全使用，並無任何不良的副作用。

➤ 經皮神經電刺激療法於中風康復治療的應用

人的四肢及軀幹均佈滿了各種神經感受器，藉此探知外界環境及調節自身的姿勢。持續的感覺刺激，有助大腦主管的感覺及活動區域保持活躍。曾有研究顯示，在健康人士的左前臂進行 30 分鐘的經皮神經電刺激療法，能夠使右腦主管前臂的感覺及活動區域變得活躍。而若進行持續的經皮神經電刺激療法，大腦相應的活動區域更會出現可塑性的變化。由此，相關研究團隊推測，感覺刺激極有機會可應用於大腦受創等病人身上，包括中風或意外性腦受創等病人。透過經皮神經電刺激療法來增強大腦的可塑性，從而加快感覺及活動能力復原的速度，以及增加復原的程度。

外國有許多研究報告均指出，經皮神經電刺激療法若能配合適當的運動訓練，較只接受運動訓練更能有效增加上肢活動能力及功能。其中一份報告甚至提及有中風五年的病人，在接受為期 18 星期、每天兩小時的上肢電刺激療程後，從接近完全不使用患肢進步至能夠用患肢拿叉及扣鈕。海法大學的科研團隊總結了 15 份研究報告得出的結論，是不論上肢或下肢，在進行運動訓練時若同時配合經皮神經電刺激療法，的確能有效改善慢性中風病人的活動能力（Laufer & Elboim-Gabyzon, 2011）。現時有關經皮神經電刺激療法的研究，仍然如火如荼地進行。香港理工大學（理大）最新的研究發現，在中風患者的患側及健側下肢的腓總神經，同時施加高頻率的經皮神經電刺激療法（100Hz）並同步進行運動訓練的話，比較只在患側施加經皮神經電刺激療法，更能達至理想的訓練目標（Kwong, Ng, Chung, & Ng, 2018）。

➡ 研究證據

中風患者經常有肌肉張力過高的問題，有研究指出，此現象可能與牽張反射亢進有關 （Levin & Hui-Chan, 1992）。此研究發現以 99Hz 的低強度經皮神經電刺激療法刺激中風患者患側的腓總神經，三週後能顯著減輕患者跖屈肌群（plantarflexors）的肌肉張力、降低跖屈肌群的牽張反射以及改善肌電圖所檢測到的踝背伸（dorsiflexion）及跖屈（plantarflexion）過程中的協同收縮率。同時，經皮神經電刺激療法也降低了患側跖屈肌群的 H 反射。

理大的研究團隊亦發現，於中風病人進行運動訓練前，在患側下肢的特定穴位上持續進行經皮神經電刺激療法的話，能有效增強運動訓練的效果。其相關研究結果清楚指出，於接受下肢運動訓練時，施加穴位經皮神經電刺激療法，相比沒有加上電刺激，病人在小腿肌肉張力及肌力方面有更快及更明顯的改善，而步行速度亦有更明顯的上升（Ng & Hui-Chan, 2007, 2009）。

在此項研究中，109 名慢性中風患者被隨機分配至：

1) 經皮神經電刺激療法組（TENS 組）；

2) 經皮神經電刺激療法加運動組（TENS 加運動組）；

3) 安慰劑刺激加運動組或

4) 對照組。

其中 TENS 組接受 60 分鐘的穴位電刺激，四個下肢穴位包括足三里（ST36）、太沖（LV3）、陽陵泉（GB34）及崑崙（UB60）。TENS 加運動組及安慰劑刺激加運動組的中風患者，於運動前分別接受 60 分鐘的穴位電刺激或安慰劑刺激，其後再進行 60 分鐘的下肢運動。被分配到這三組的患者，均須接受為期四週、每週共五天的治療。而對照組則沒有積極治療。與其他三組相比，只有 TENS 加運動組在步行速度的絕對值和百分比上有顯著增加（37.1%-57.5%），而且在計時起走測試（Timed Up & Go Test）所需的時間亦顯著減少（14.9%-23.3%）。與對照組和 TENS 組相比，TENS 加運動組的療效更快出現。這個組別的患者，從第二週開始的六分鐘步行測試中，明顯能覆蓋更長的步行距離（22.2%-34.7%）。

此外，理大的科研團隊亦曾為 62 位仍在醫院留醫的急性中風患者，進行為期三週的穴位電刺激及運動治療。結果發現，為期三週的穴位電刺

激及運動治療能顯著改善急性中風患者跖屈肌的張力，以及增加踝背伸肌群的肌力，而其療效最少能夠維持至治療結束後五週（Yan & Hui-Chan, 2009）。

目前的科研結果有充分證據證明，經皮神經電刺激療法用於穴位上能顯著降低跖屈肌肌群的張力，並改善踝背伸肌群的肌力，穴位經皮神經電刺激療法的功效，對急性和慢性中風患者均有顯著作用。

個案分享

A 先生是一名 61 歲的中國男性，因中風引致右側痙攣性偏癱七年。電腦掃描顯示，其中風是由左邊中大腦動脈梗塞引起。他是右撇子，身高 175 厘米（5 呎 9 吋），重 60.7 千克（134 磅）。他任職學校校長，但中風後退休。A 先生所接受的醫院康復訓練（包括物理治療和職業治療），在科研計劃開始前四年零十個月已全部完結。參與研究計劃前，他每天早上到公園進行一小時的簡單肢體活動及步行練習，但因下肢肌肉痙攣關係，走路時仍需使用矯形腳托把腳踝保持在中立位置。

在計劃開始時，A 先生的跖屈肌群表現出中度痙攣狀態，在複合痙攣量表（Composite Spasticity Scale, CSS）得分為 12/16。他患側的腳踝被動背伸幅度僅為 15°。跖屈及背伸的最大力矩分別為 17.6N 及 11.6N。步行能力方面，他的步速為 51.2cm/s，六分鐘內的步行距離為 193.4m，而完成計時起走測試則需時 24.5s。

參加科研計劃後，A 先生須接受四週的穴位經皮神經電刺激療法及運動治療，四個下肢穴位包括足三里（ST36）、太沖（LV3）、陽陵泉（GB34）及崑崙（UB60），每週五次，每次療程為 60 分鐘。經過四週的治療後，A 先生的 CSS 評分降低了四分；在第四週，跖屈及背伸肌群的最大力矩，分別顯著提高了 62.9% 和 36.4%。步速和六分鐘內的步行距離也分別顯著地提高了 30% 和 25.9%。而完成計時起走測試的時間則顯著減少了 23.7%。在治療結束後一個月的覆檢中，確認了療效在治療停止後仍能維持。

以上個案研究已在國際期刊《Journal of Neurologic Physical Therapy》發表（Ng & Hui-Chan, 2010）。

臨床應用

中風患者在進行下肢運動訓練前，接受 60 分鐘經皮神經電刺激療法能增強運動效能，電極片可貼於四個常用於治療中風病人的穴位，包括足三里（ST36）、太沖（LV3）、陽陵泉（GB34）及崑崙（UB60）。

穴位位置

　　足三里：位於小腿上，腿膝蓋骨外側下方凹陷處為外膝眼，從外膝眼直下四橫指處，便是足三里。

　　太沖：位於足背側，大拇趾與次趾之間，第一蹠骨間隙的後方凹陷處。

　　陽陵泉：位於小腿外側，腓骨頭前下方凹陷處。

　　崑崙：位於足部外踝後方，外踝尖與腳跟相連線的中央點或外踝尖與跟腱之間的凹陷處。

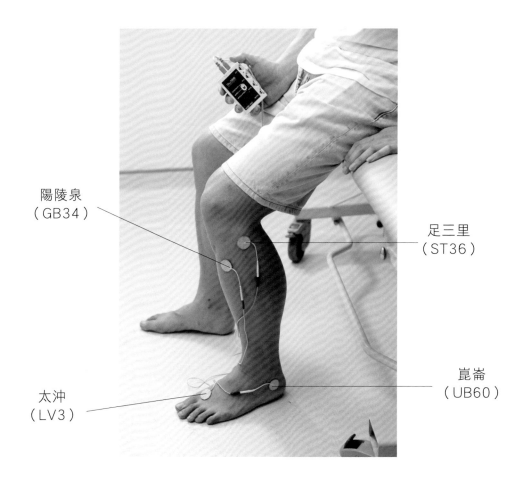

陽陵泉
（GB34）

足三里
（ST36）

崑崙
（UB60）

太沖
（LV3）

電極位置

在經皮神經電刺激療法的參數方面使用 100Hz，脈衝寬度為 0.2ms 的方形波刺激穴位 60 分鐘。這 60 分鐘刺激的主要作用為達至促發效果（Priming Effect）以增加其後功能性訓練的效果。

若患者的情況不適宜使用經皮神經電刺激療法，例如正在使用心臟起搏器或下肢曾植入金屬等，可考慮穴位按壓作為治療。實際操作時，患者可用健側的拇指在上述四個穴位交替施以大及小的壓力，同時以逆時針方向旋轉。為達至理想療效，每個穴位需按壓最少 50 次。（Ng, Fong, Lam, Lai & Chow 2014）

功能性運動訓練

研究指出，穴位經皮神經電刺激療法配合功能性運動訓練（task-related training），更能達到理想療效。功能性訓練通常涉及重複執行（repetitions）並且目標主導（task-oriented）的活動。訓練需要符合獨特性的訓練原則（principle of specificity）。此原則要求所有訓練動作，必須針對目標活動所運用的肌肉而設計，而且動作的模式須與實際目標活動盡量相同。功能性訓練的結構和內容五花八門，以下將介紹六個常用於改善中風患者步行能力的功能性訓練動作：

循證實踐

踏級訓練

功 能

提高下肢踝背伸肌群的向心和離心收縮力量。

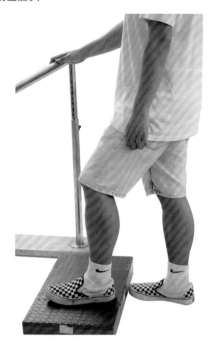

1

站於一個穩固木級或梯級前方，確保附近有穩定的支撐。

2

雙腳放在地面上，練習向前踏上及向後踏下梯級。

3

患側及健側交替作為支撐腳。

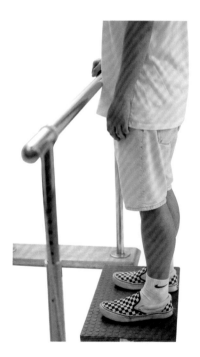

腳跟抬起訓練

功 能

加強小腿肌肉在不同伸展長度時的肌力。

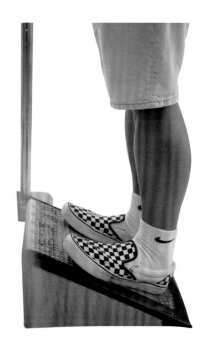

1

站立在一個傾斜約 15 度的斜台，或前腳掌放在 1 吋高的木板上。

2

雙腳腳跟離地停留 5 秒鐘，之後慢慢放回地面。

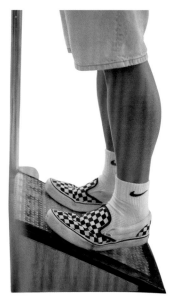

循證實踐

133

起坐訓練

功 能

改善坐企動作時的重心轉移
能力,加強軀幹肌肉及雙
腿的伸肌力量。

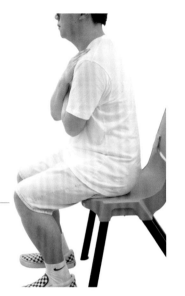

1

坐在椅子上,雙臂交叉,
雙腳與肩同寬。

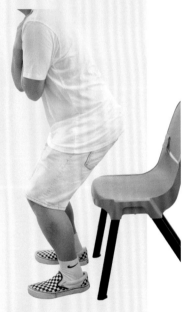

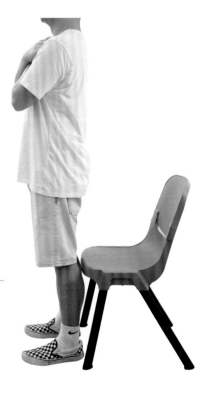

2

慢慢站起來及坐回椅子上,確保
肩膀在站起時向前移動,雙腳均
勻承受相約的重量。

半蹲訓練

功 能

加強雙腿的膝伸肌在站立
姿勢的肌力及耐力。

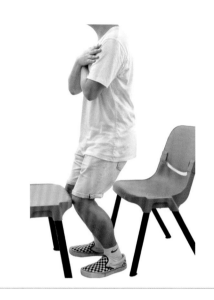

在面前距離膝蓋處約 10cm 位置，
放置一張椅子。練習彎曲膝蓋以觸碰
椅子，確保膝蓋彎曲幅度均勻。

踢球訓練

功 能

改善動態站立的平衡能力，
及增加單腿站立時間。

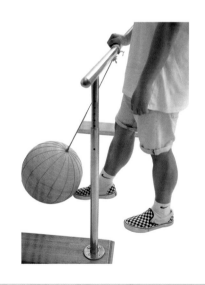

站在穩定的欄杆前，用繩子在面前繫
上一個皮球，練習用患側及健側的腳
交替踢球。

循證實踐

135

跨欄訓練

功能

提高跨越障礙物時的穩定性，及步行時重心轉移的能力。

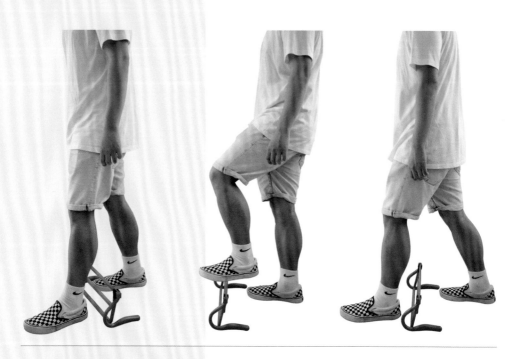

在前方地板上放置障礙物，並在附近放置一張桌子或欄杆以作支撐，用患側及健側的腳交替跨越障礙物並返回起點。

注意事項

　　每項動作約練習 10 分鐘，期間可按需要休息，每天練習一次。剛開始訓練時，最好在別人陪伴下進行，待熟習動作後才嘗試自行練習。因應腦部受損範圍、復原程度及個人體能等因素，每名中風患者的能力亦不盡相同。以上建議的運動，並非適合所有中風患者。如有任何疑問，應先諮詢物理治療師的意見。

參考文獻

1. Kwong, P. W. H., Ng, G. Y. F., Chung, R. C. K., & Ng, S. S. M. (2018). Bilateral Transcutaneous Electrical Nerve Stimulation Improves Lower-Limb Motor Function in Subjects With Chronic Stroke: A Randomized Controlled Trial. *Journal of the America Heart Association,* 7:e007341.

2. Laufer, Y., & Elboim-Gabyzon, M. (2011). Does sensory transcutaneous electrical stimulation enhance motor recovery following a stroke? A systematic review. *Neurorehabilitation and Neural Repair,* 25(9), 799-809.

3. Levin, M. F., & Hui-Chan, C. W. (1992). Relief of hemiparetic spasticity by TENS is associated with improvement in reflex and voluntary motor functions. *Electroencephalography and Clinical Neurophysiology,* 85(2), 131-142.

4. Ng. S., Fong, S., Lam, S., Lai, C., Chow L. (2014). Acupressure and task-related training affect stroke: a case study. *International Journal of Therapy and Rehabilitation,* 21 (4), 183-189.

5. Ng, S. S., & Hui-Chan, C. W. (2007). Transcutaneous electrical never stimulation combined with task-related training improves lower limb functions in subjects with chronic stroke. *Stroke,* 38 (11), 2953-2959.

6. Ng, S. S., & Hui-Chan, C. W. (2009). Does the use of TENS increase the effectiveness of exercise for improving walking after stroke? A randomized controlled clinical trial. *Clinical Rehabilitation,* 23(12), 1093-1103.

7. Ng, S. S., & Hui-Chan, C. W. (2010). Transcutaneous electrical stimulation on acupoints combined with task-related training to improve motor function and walking performance in an individual 7 years poststroke: a case study. *Journal of Neurologic Physical Therapy,* 34(4), 208-213.

8. Yan, T., & Hui-Chan, C. W. (2009). Transcutaneous electrical stimulation on acupuncture points improves muscle function in subjects after acute stroke: a randomized controlled trial. *Journal of Rehabilitation Medicine,* 41(5), 312-316.

循證實踐

針灸穴位經皮神經電刺激療法的實踐與應用

鍾斯綺文教授　　魏佩菁博士

針灸療法

傳統針灸在中國已使用了數千年，國際社會對解開並探索針灸的秘密依然存有濃厚興趣。針灸療法展現了對治療心血管和呼吸系統疾病的療效。過去十年，研究針灸穴位刺激對治療心血管功能及紓緩呼吸道症狀的作用及其治療機制等課題，一直是倍受關注的範疇。

━● 簡介

傳統針灸在中國已使用了數千年，國際社會對解開並探索針灸的秘密依然存有濃厚興趣。針灸療法展現了對治療心血管和呼吸系統疾病的療效。過去十年，研究針灸穴位刺激對治療心血管功能及紓緩呼吸道症狀的作用及其治療機制等課題，一直是倍受關注的範疇。

近年來，科研顯示針灸穴位刺激對於心肌細胞、血壓（Wu et al 2004）、心肌缺血性損傷（Tsou et al 2004）、運動員的心血管功能以及老年冠心病（Gong 2005；Luo et al 2001）等有正面療效。其中一項科研更顯示，近 70% 的健康參與者在使用電針刺激針灸穴位 PC5（間使）及 PC6（內關）後，運動能耐得以提高並減輕血流動態因運動而引起的反應（Li et al 2004）。此外，文獻顯示針灸穴位刺激能減輕慢阻肺病患者的呼吸困難（Suzuki et al 2005）、減低哮喘患者在運動後第一秒用力呼氣容量的改變（Fung et al 1986）和抑制慢性哮喘患者嗜酸細胞性炎症（Medici et al 2002）。

如上所述，針灸的治療機制仍是倍受關注的課題。其療效被推斷為與交感神經和副交感神經的激活（Haker et al 2000；Wang et al 2002），或只有副交感神經的激活（Tamura and Chihara 1999）有關。

隨着科技進步，功能性腦成像例如正電子放射斷層造影（Positron Emission Tomography, PET）和功能性磁振造影（Functional Magnetic Resonance Imaging, fMRI），促成更多探索腦皮質激活、針灸穴位刺激、腦成像、神經化學和神經免疫學等相關的研究，因而增加了從病理學及生理學上對針灸療效的理解。針灸被認為是通過傳入（突觸前）或傳出（突觸後）刺激迷走神經而引起反應（Cho et al 2006），透過其影響細胞因數水準的變化來看，針灸亦有可能在免疫系統中起一定作用。雖然針灸已被證實具有治病功效，但由於在治療時是以針刺穿皮膚以刺激穴位，因此若治療師經驗不足或使用不慎，有可能會引起感染、神經血管損傷或氣胸等不良後果（Vilke et al 1997；Peuker and Gronemeyer 2001；Lao et al 2003）。

經皮神經電刺激療法（Transcutaneous Electrical Nerve Stimulation, TENS）是一種無創性的治療並廣泛應用於紓解急性和慢性痛楚（Hamza et al 1999, Gadsby and Flowerdew 2000）。文獻顯示使用經皮神經電

刺激療法刺激穴位（application of TENS on acupuncture points, Acu-TENS），其紓解疼痛的效果與傳統使用針刺穴位的效果相若（Fox & Melzack 1976；Laitinen 1976；Ng et al 2003）。因此推測使用經皮神經電刺激療法刺激與心血管及肺部系統相關的特定穴位所引起的效果，與單純針刺穴位或在針刺穴位上加上電流以增強刺激效果的電針所引起的心血管及呼吸症狀反應相若。

本文將介紹香港理工大學（理大）康復治療科學系中西薈萃之康復科學中心所開展的一系列科研項目，旨在探討針灸穴位經皮神經電刺激療法（Acu-TENS）對健康人士以及心臟或呼吸系統疾病患者的心血管和呼吸系統的影響。此外，本文也會探討針灸穴位經皮神經電刺激療法的治療機制，以及如何應用和改良針灸穴位經皮神經電刺激療法的功效。

針灸穴位經皮神經電刺激療法對心血管功能的影響

有助健康成年人運動後的心率恢復（Cheung & Jones 2006）

運動訓練是心血管疾病患者康復計劃的核心部份之一。心率增加致使心肌耗氧量增加是運動期間正常的生理反應，運動後心率的快速恢復代表更有效的心血管功能。因此，心率恢復是評估心臟康復計劃效果的一種常見評估指標。我們的第一項研究旨在探討針灸穴位經皮神經電刺激療法是否對運動後心率恢復有影響。

本研究共招募了 28 名平均年齡為 27 歲的健康參與者。每位參與者需要進行三次測試，並遵循標準的 Bruce Protocol 在跑步機上跑步，直至達到最高心率（即 220- 年齡）的 70%。在三次測試中，每位參與者按隨機結果進行 A、B 及 C 三個方案。方案 A 是在運動後立即以仰臥姿勢在雙側穴位 PC-6（內關）應用針灸穴位經皮神經電刺激療法 45 分鐘；方案 B 與方案 A 相同，但針灸穴位經皮神經電刺激療法則是在運動前 45 分鐘應用；方案 C 是安慰對照組（與方案 A 相同，但經皮神經電刺激儀器沒有輸出電流）。在過程中，通過監護儀連續測量參與者的心率和血壓變化。本研究顯示，在運動前（即方案 B）或運動後（即方案 A）使用針灸穴位經皮神經電刺激療法時，心率恢復到運動前靜止心率所需的時間明顯比對照組的時間更短。

應用於 PC-6（內關）的針灸穴位經皮神經電刺激療法有助於運動後恢復心率。心率是心血管功能的結果重要決定因素；回復階段的有氧代謝與補充已耗盡的高能量磷酸鹽、血液乳酸再合成為糖原以及恢復供應氧氣到血液、組織和肌蛋白有關（Short & Sedlock 1997）。運動後心率的快速恢復展示了更有效的代謝活動和運動後的氧氣消耗。

促進心臟手術後患者心血管功能的恢復（Ng, Jones & Cheng 2010）

受到針灸穴位經皮神經電刺激療法有助運動後心率恢復的鼓舞，我們有興趣探討針灸穴位經皮神經電刺激療法的臨床應用。本研究共招募了 60 名進行心臟手術（瓣膜置換術或冠狀動脈旁路移植術）患者，並被隨機分配到三組：

1) 治療組 [應用針灸穴位經皮神經電刺激療法刺激雙側穴位 PC-6（內關）]，在手術後第一至第五天進行每天 40 分鐘的治療；

2) 安慰對照組（與治療組相同，但經皮神經電刺激儀器沒有輸出電流）；

3) 對照組（沒有接受治療，僅接受正常的術後護理）。

研究參與者在手術前後每天會記錄心率、收縮壓、舒張壓以及心率收縮壓乘積（BPxHR），並在應用療法前後記錄噁心和嘔吐症狀（使用 4 分的量表）以及所需的甲氧氯普胺（Maxolon）劑量。本研究的結果顯示，在手術後五天，接受針灸穴位經皮神經電刺激療法組出現降低心率和調整血壓回升的趨勢。至於安慰對照組和對照組，患者在手術後第四天，心率仍然維持在較高水平、血壓維持較低水平、RPP 高於各自的手術前數值。而針灸穴位經皮神經電刺激療法組所需的甲氧氯普胺劑量（Maxolon）最低。

小 結

針灸穴位經皮神經電刺激療法能夠促進急性心臟手術患者的血壓、心率和心率收縮壓乘積的早期恢復。此發現有臨床的意義。由於手術引起對身體的損傷，因此手術後通常有顯著的血壓降低和心率增加情況（Yavuz et al 2006, Soares et al 2005）。本研究的結果表明，針灸穴位經皮神經電刺激療法可用於急性手術後，以加快心血管功能的恢復！

減輕對姿勢變化產生的血壓反應（Jones et al 2011）

在證明針灸穴位經皮神經電刺激療法對心率的影響及與交感神經反應的關係後，我們進一步探討針灸穴位經皮神經電刺激療法對血管彈性的影響，並使用姿勢變化產生的血壓反應作為結果測量。科研顯示頭部向下-6°的姿勢會顯著損害生理狀態（Williamson et al 1992），因此我們在第三項研究中，使用了頭部向下的姿勢作為對心血管和交感神經系統的壓力刺激，從而研究針灸穴位經皮神經電刺激療法與自主神經反應的關係及對大型血管彈性的影響。

本研究招募了 16 名平均年齡約為 23 歲的健康參與者，在仰臥時進行頭部向下-10°的姿勢並按隨機結果接受三種不同的測試。參與者以隨機順序接受 40 分鐘的

1) 治療組（在雙側 PC6（內關）上進行針灸穴位經皮神經電刺激療法）；
2) 對照組（刺激非針灸穴位，即髕骨）或
3) 安慰對照組（與治療組相同，但經皮神經電刺激儀器沒有輸出電流）。

每次試驗時，測試在仰臥（10 分鐘）、治療組／對照組／安慰對照組期間（40 分鐘）、頭向下-10°的姿勢（10 分鐘）時測試參與者的心率、心輸出量［HIC-3000 心阻抗圖系統（Bio-Impedance Technology, Inc）］、平均動脈壓和大動脈彈性指數［HDI/Pulse Wave CR-2000 Research CardioVascular Profiling System（Hypertension Diagnostics, Inc）］。研究結果顯示，在頭部向下傾斜期間，參與者的心輸出量和每搏輸出量也如預期顯著增加，但在三種不同的測試組別中並未對這些變化產生影響。在對照組（即刺激非針灸穴位），平均動脈壓（Mean Arterial Pressure, MAP）有顯著下降。在針灸穴位經皮神經電刺激療法期間，平均動脈壓則保持穩定，而從仰臥到頭部向下傾斜時，大動脈彈性指數隨之顯著增加；從頭向下傾斜回復到仰臥時，大動脈彈性指數則減少了。因為 LF/HF 比率保持穩定，即表示自主神經系統並沒有變化，但是在姿勢改變期間，交感神經輸出（LF）則保持主導。我們得出的結論是針灸穴位經皮神經電刺激療法與頭部向下傾斜時心血管的改變減少與同時間動脈血管張力變化有關。

本研究表明針灸穴位經皮神經電刺激療法與穩定姿勢變化時平均動脈壓有關，其機制有可能是通過調節血管的彈性反衝和動脈的彈性。本研究表明針灸穴位經皮神經電刺激療法在重症患者或脊髓損傷患者中維持血壓的作用等範疇，值得作進一步研究。

促進運動過程中血液乳酸的分解代謝作用（Jones & Ngai 2014）

在受到前兩項關於針灸穴位經皮神經電刺激療法對運動後以及手術創傷後更快恢復心率的正面結果鼓舞，我們推測針灸穴位經皮神經電刺激療法或對運動後加速血液乳酸水平下降和減少耗氧量方面發揮作用。因此我們設計了一項後續研究，以進一步探索針灸穴位經皮神經電刺激療法對心臟氧氣代謝的可能作用。本研究旨在研究運動期間和運動後的耗氧量與血液乳酸水平之間的關係。此外，通過記錄心率數據進行心率變異分析，以研究針灸穴位經皮神經電刺激療法對交感神經和副交感神經調節心率的影響。

20 名健康狀況正常且平均年齡為 27 歲的參與者參加了本研究。每位參與者需要進行兩次測試，作為自己的對照，並在相隔一周的時間進行兩次運動。參與者以隨機順序接受 45 分鐘的：

1) 治療組（在雙側 PC6（內關）上進行針灸穴位經皮神經電刺激療法）；

2) 安慰對照組（與治療組相同，但經皮神經電刺激儀器沒有輸出電流）。

在接受針灸穴位經皮神經電刺激療法後，參與者在單車上運動至達到最高心率（即 220- 年齡）的 70%，並維持十分鐘。在運動前、期間及後，將會持續測量參與者的耗氧量（Quark PFT4 ergo, Cosmed）及心率（Polar RS800CX, Polar Electro）。血液乳酸水平的測量是使用針刺穿指腹以獲得一小滴血液並使用 Lactate Plus（Nova Biomedical）、（0.7μL）測量，並在運動前後 15 分鐘以及當心率恢復到基線時進行測量。

與上述的研究結果相似，本研究亦顯示針灸穴位經皮神經電刺激療法組心率恢復到運動前水平所需時間比安慰對照組更快。治療效果與運動後乳酸水平的顯著降低有關。此外，心率變異分析顯示針灸穴位經皮神經電

刺激療法與較低的 LF/HF 比率有關，但由於高頻副交感神經光譜反應沒有增加，我們假設針灸穴位經皮神經電刺激療法是在中等強度運動時減弱運動引起的交感神經反應，而不是增加副交感神經的輸出。儘管存在着針灸穴位經皮神經電刺激療法與運動後耗氧量較低相關的趨勢，但組間差異不顯著。

(小)(結)

　　針灸穴位經皮神經電刺激療法可抑制運動引起的交感神經反應，並可能促進運動過程中血液乳酸的分解代謝作用。

針灸穴位經皮神經電刺激療法對肺系統的影響

　　氣道暢通性受阻是限制患者身體功能的一個主要因素。氣道減弱通常是呼吸急促或呼吸困難的主要原因，這是慢性肺病患者中最具破壞力的症狀。由中西薈萃之康復科學中心心肺小組進行的另一系列項目，是探討針灸穴位經皮神經電刺激療法對最大呼氣流速的影響，這是氣道暢通性的常見測量指標。在這一系列項目中，我們研究了針灸穴位經皮神經電刺激療法對健康人士、穩定期慢性阻塞性肺病患者（COPD）、穩定期哮喘患者和急性發作慢阻肺病患者的最大呼氣流速的作用。我們還探討了針灸穴位經皮神經電刺激療法在穩定期慢阻肺病患者中的長期效果（持續四周每日應用療法）。我們的簡要研究結果如下：

有助延長健康人士的運動耐力（Ngai, Jones, Hui-Chan 2010）

　　本研究招募了 11 名健康男士，每位參與者需要進行兩次測試，作為自己的對照，並在相隔一周的時間進行兩次測試。每位參與者以隨機分配接受 45 分鐘的

　　1）治療組（在雙側 LU7（列缺）和 EX-B1（定喘）上進行針灸穴位經皮神經電刺激療法）；

　　2）安慰對照組（與治療組相同，但經皮神經電刺激儀器沒有輸出電流）。

　　然後要求參與者在跑步機上遵循 Bruce Protocol 跑步。運動持續時間、運動最高心率、運動後自我感覺評分、運動前及後第一秒用力呼氣容

量（FEV1）和用力肺活量（FVC）的變化是主要的結果測量指標。研究結果顯示，與安慰對照組相比，在運動前接受 45 分鐘針灸穴位經皮神經電刺激療法的參與者，他們的運動時間延長了近一分鐘，運動後第一秒用力呼氣容量比運動前增加。我們假設針灸穴位經皮神經電刺激療法觸發了 β 內啡肽的釋放並抑制了運動誘發的過度換氣。針灸穴位經皮神經電刺激療法也可能減少氣道的副交感神經活動，從而誘發支氣管擴張和改善第一秒用力呼氣容量。

（小）（結）

　　針灸穴位經皮神經電刺激療法具有改善運動後第一秒用力呼氣容量的潛力，並可能延長運動的持續時間。

有助紓緩慢性阻塞性肺病患者的狀況

　　≡ 單次針灸穴位經皮神經電刺激療法對慢性阻塞性肺病患者的影響（Lau and Jones 2008）

　　46 名平均年齡為 75 歲的 I 期或 II 期慢阻肺病患者（穩定期）參加了本研究，並按隨機結果分別接受 45 分鐘的：

1) 治療組（在雙側 EX-B1（定喘）上進行針灸穴位經皮神經電刺激療法）；

2) 安慰對照組（與治療組相同，但經皮神經電刺激儀器沒有輸出電流），以研究針灸穴位經皮神經電刺激療法對穩定期慢阻肺患者的第一秒用力呼氣容量和自我感覺呼吸困難的影響。

　　結果顯示，在接受針灸穴位經皮神經電刺激療法後，患者的第一秒用力呼氣容量增加了 0.12 升（與安慰對照組相比顯著差異為 10%），並在 100 毫米視覺類比呼吸困難評分法減少 10.7 毫米。

（小）（結）

　　針灸穴位經皮神經電刺激療法是一種有效的無創性穴位刺激治療，有助改善穩定期慢阻肺病患者的呼吸困難情況。

　　≡ 單次針灸穴位經皮神經電刺激療法對慢性阻塞性肺病患者第一秒用力呼氣容量和 β 內啡肽水平的影響（Ngai, Jones, Hui-Chan, Yu, He 2011）

受前兩項研究結果的鼓舞，針灸穴位經皮神經電刺激療法可能是緩解慢阻肺病患者呼吸困難症狀的有效方式，因此我們希望探索當中可能涉及的機制。以往關於針灸的報告提出，內啡肽的釋放可能是呼吸系統疾病症狀減輕的原因（Wang, Mao, Han 1992）。我們招募了 44 名被診斷患有慢阻肺病的參與者（平均年齡 69 歲），並按隨機結果分別接受 45 分鐘的：

1) 治療組（在雙側 EX-B1（定喘）上進行針灸穴位經皮神經電刺激療法）；

2) 安慰對照組（與治療組相同，但經皮神經電刺激儀器沒有輸出電流）。

結果測量指標包括肺功能測定指數、呼吸頻率、呼吸困難評分 [100 毫米視覺類比評分（VAS）]、β 內啡肽水平以及炎症指標物，包括 IL-8、TNF-α 和炎症細胞數。本研究的結果顯示，參與者接受 45 分鐘針灸穴位經皮神經電刺激療法後，第一秒用力呼氣容量增加了近 20%（組間顯著差異為 24%），峰值呼氣流量亦增加了 14.5%（組間顯著差異為 19%）。接受針灸穴位經皮神經電刺激療法後，參與者的呼吸頻率降低了 14%，組間差異為 21%，這差異也是顯著的。與安慰對照組相比，針灸穴位經皮神經電刺激療法組的 β 內啡肽增加了 18%；但治療前後的炎症指標物水平無顯著差異。在發表時，這項研究首次檢測了針灸穴位經皮神經電刺激療法對慢阻肺病患者血液中 β 內啡肽水平的直接影響。本研究的結果還顯示了呼吸率的減低與 β 內啡肽水平的上升之間存在顯著的相連關係。

小 結

45 分鐘的針灸穴位經皮神經電刺激療法，可立即及顯著改善第一秒用力呼氣容量、峰值呼氣流量和降低呼吸頻率，而且這改變與 β 內啡肽水平的增加有關。

≡ 四周針灸穴位經皮神經電刺激療法對慢性阻塞性肺病患者的影響（Ngai, Jones, Hui-Chan, Ko and Hui 2010）

在確定單次針灸穴位經皮神經電刺激療法對治療慢阻肺病患者呼吸困難的正面效果後，我們開始研究針灸穴位經皮神經電刺激療法在另一組穩定期慢阻肺病患者中的長期效果，包括探討會否因為減輕呼吸困難度而增加運動耐力和運動量。此外，本研究的另一個目的是探索針灸穴位經皮神經電刺激療法的療效機制。

共 28 名平均年齡為 72 歲的參與者完成了本研究。這批參與者被隨機分配到以下三組其中的一組：

1）治療組（在雙側 EX-B1（定喘）上進行針灸穴位經皮神經電刺激療法）；

2）對照組（刺激非針灸穴位，即髕骨）或

3）安慰對照組（與治療組相同，但經皮神經電刺激儀器沒有輸出電流）。

每組持續四周，每周五次，每次 45 分鐘。收集的結果包括在基線時和治療第四周結束時測量用力肺活量、第一秒用力呼氣容量、六分鐘步行距離、聖喬治呼吸問卷和血液中 β 啡肽水平。

加入對照組的目的，是要證明臨床科研上證實的針灸穴位經皮神經電刺激療法的效果是因為穴位效應，而不僅僅是電刺激效應。本研究的結果顯示，針灸穴位經皮神經電刺激療法組的第一秒用力呼氣容量顯著增加 3%，安慰對照組的第一秒用力呼氣容量輕度增加但對照組卻減少了，不過變化未達到統計學顯著水平。在運動耐力方面，針灸穴位經皮神經電刺激療法組（8.5%）和安慰對照組（3%）的六分鐘步行距離均增加了，但對照組卻減少了（3%）。組間比較變化未達到統計學顯著水平。針灸穴位經皮神經電刺激療法組的參與者，表現出改善了的社會心理功能（-5.2 分）和活動分數（-9 分），其他兩組均無顯著差異。有趣的是，只有針灸穴位經皮神經電刺激療法組的血液 β 內啡肽水平顯著增加 73 pg / ml（13%）。

這是首項探討針灸穴位經皮神經電刺激療法在四周內每周五天對慢阻肺病患者活動水平影響的研究。第一秒用力呼氣容量的改善與我們之前對針灸穴位經皮神經電刺激應用的研究結果一致。這項研究證明了針灸穴位經皮神經電刺激療法的正面效果並非來自電刺激，而是因為 EX-B1（定喘）穴位的獨特治療效果。此外，我們亦證明了針灸穴位經皮神經電刺激療法的機制與血液 β 內啡肽水平的增加有關。

（小）（結）

進行四週針灸穴位經皮神經電刺激療法對慢阻肺病患者的症狀與促進活動耐力有正面影響。第一秒用力呼氣容量的改善與我們之前對針灸穴位經皮神經電刺激應用的研究結果一致。這項研究證明了針灸穴位經皮神經電刺激療法的正面效果，是因為 EX-B1（定喘）穴位的獨特治療效果所致。

有助紓緩哮喘患者的狀況（Ngai, Jones, Hiu-Chan, Ko, Hui 2009）

　　哮喘是一種可逆性氣管阻塞，患者在日常活動中也會受到呼吸困難的影響或限制，這為我們研究針灸穴位經皮神經電刺激療法對哮喘患者的影響奠定了基礎。32 名被診斷患有哮喘並在醫院定期覆診的參與者獲邀參加本研究。參與者（平均年齡 42 歲）被隨機分配到以下三組的其中一組：

1) 治療組 1：按照 Naughton 方案進行症狀限制運動試驗前，在雙側 EX-B1（定喘）和雙側 LU7（列缺）上進行針灸穴位經皮神經電刺激療法 45 分鐘；

2) 治療組 2：在運動試驗前和試驗期間都在雙側 EX-B1（定喘）和雙側 LU7（列缺）上進行針灸穴位經皮神經電刺激療法或

3) 安慰對照組：與治療組 1 相同，在運動前進行針灸穴位經皮神經電刺激療，但經皮神經電刺激儀器沒有輸出電流。

　　結果顯示，在運動試驗前和試驗期間接受針灸穴位經皮神經電刺激療法的參與者（即治療組 2），其運動時間較長，運動時最高心率達到其年齡預測心率的 84%。與其他兩組相比，治療組 2 運動後的第一秒用力呼氣容量顯著地升到最高。

小 結

　　本研究的結果表明，運動前和運動期間使用針灸穴位經皮神經電刺激療法，可減輕由運動引起的呼吸過度相關的氣管收窄症狀，並且可以作為輔助治療以促進哮喘患者的運動訓練。

穴位、針灸穴位經皮神經電刺激療法與呼吸系統機制相關的研究

　　在傳統中醫的概念中，身體健康受損與其相關的經絡穴位上的皮膚阻抗改變有關（Gerosa et al 2006）。因此，我們的團隊進行了一系列研究，以探討皮膚阻抗與呼吸系統症狀的關係。

哮喘患者在定喘穴（EX-B1）的皮膚阻抗較高（Ngai and Jones, 2009）

　　在本系列中，我們首先進行了一項研究，比較哮喘患者與健康人士在定喘穴（EX-B1）的皮膚阻抗表現。本研究共招募了 92 名年齡與性別相若的哮喘患者（45 人）及健康人士（47 人）。通過雙電極阻抗計測量皮膚

阻抗，研究結果顯示，與健康的參與者相比，哮喘患者定喘穴的皮膚阻抗顯著更高。皮膚阻抗也與第一秒用力呼氣容量有反比的關係。

小結

本研究表明，定喘穴（EX-B1）的皮膚阻抗可能是協助診斷和監測哮喘患者的輔助手法。

哮喘患者在手太陰肺經（簡稱肺經）穴位的皮膚阻抗較高

（Ngai, Jones, Cheng 2011）

建立了與呼吸系統症狀相關的穴位皮膚阻抗與哮喘之間的關係，我們繼而比較了健康人士和哮喘患者在肺經上兩個穴位的皮膚阻抗表現。我們招募了 28 名被診斷患上哮喘的參與者與 28 名年齡性別相若的健康參與者進行測試，測試包括雙電極阻抗計在肺經絡穴位列缺（LU7）和太淵（LU9）上測量皮膚阻抗及第一秒用力呼氣容量。相比健康人士，哮喘患者的皮膚阻抗顯著較高，而皮膚阻抗值與第一秒用力呼氣容量的預測百分比呈反比關係。繪製接收者操作特徵曲線（ROC curve），當中哮喘患者的皮膚阻抗值對數轉換的切點是 > 3.59 單位，敏感度為 82%，特異性為 82%。

小結

我們得出結論，皮膚阻抗的測量是非侵入性、簡單和快速的，並且是可以反映或監測哮喘狀況的簡單方式。

對穴位刺激相關的經絡穴位皮膚阻抗的影響
（Ngai and Jones 2013）

前兩項研究證實了肺部疾病（哮喘）與呼吸道疾病有關的穴位和肺經穴位與皮膚阻抗之間的關係。因此，我們推斷症狀緩解可能會引起經絡上皮膚阻抗的改變。本研究使用雙盲隨機對照交叉研究，以探討針灸穴位經皮神經電刺激療法在刺激特定穴位時，會否引起沿着肺經的穴位皮膚阻抗變化，以及研究此治療與自主神經系統輸出之間的關係，從而瞭解針灸穴位經皮神經電刺激療法的機制。

本研究招募了 18 名健康的參與者，每位參與者需要進行兩次測試，作為自己的對照，並在相隔一週的時間進行兩次測試。以隨機分配接受 45 分鐘的：

　　1）治療組（在雙側 BL-13（肺俞）上進行針灸穴位經皮神經電刺激療法）；

　　2）安慰對照組（與治療組相同，但經皮神經電刺激儀器沒有輸出電流）。

　　參與者在進行治療組和安慰對照組前和後，通過雙電極阻抗計記錄肺經每一個穴位的皮膚阻抗，並通過連續心率監測分析期間的心率變異（Polar RS800CX，Polar）以測試穴位經皮神經電刺激療法對自主神經系統輸出的影響。結果顯示，與安慰對照組相比，參與者在接受針灸穴位經皮神經電刺激療法後，他們沿着肺經的所有穴位的皮膚阻抗均顯著降低，交感神經活動亦顯著減少，顯示改變與針灸穴位經皮神經電刺激療法有關。

(小)(結)

　　在接受針灸穴位經皮神經電刺激療法後顯示了相關經絡穴位的皮膚阻抗有所改變，此改變亦有可能與調節交感和迷走神經的平衡有關。

對氣道阻力的可能影響

（Chan JCK, Wang NNN, Wong DWH, Yeung WCW, Jones AYM 2012）

　　我們有關針灸穴位經皮神經電刺激療法對慢阻肺病患者影響的研究表明，在定喘（EX-B1）上應用 45 分鐘針灸穴位經皮神經電刺激療法與血液 β 內啡肽的增加有關，β 內啡肽通過釋放類鴉片，影響位於呼吸中樞的 μ 類鴉片受體（μ-opioid receptor），並誘發支氣管擴張和 / 或降低呼吸頻率。雖然我們所有的研究都涉及並證實針灸穴位經皮神經電刺激療法與第一秒用力呼氣容量、呼吸困難感覺及呼吸速率的關係，而其治療機制與 β 內啡肽誘發的支氣管擴張亦有關連，但我們認為有必要用科研進一步證明針灸穴位經皮神經電刺激療法確實對氣道阻力有影響。

　　20 名健康的參與者獲邀到訪實驗室兩次，兩次到訪之間相隔一週，作為自己的對照。參與者在遵循 Bruce Protocol 進行至亞強度跑步機運動前及期間，以隨機順序接受 45 分鐘的：

（1）治療組［在雙側 LU7（列缺）和 EX-B1（定喘）上進行針灸穴位經皮神經電刺激療法］；

（2）安慰對照組（與治療組相同，但經皮神經電刺激儀器沒有輸出電流）。

在跑步機運動前後測量參與者的氣道阻力、第一秒用力呼氣容量（FEV1）和用力肺活量（FVC）。在整個過程中，監測參與者的心率和心率變異。結果顯示與安慰對照組相比，治療組的氣道阻力顯著降低，而第一秒用力呼氣容量顯著更高。

小 結

我們得出結論，第一秒用力呼氣容量更高與針灸穴位經皮神經電刺激療法相關的原因是呼吸系統的氣道阻力降低。

━●━ 針灸穴位經皮神經電刺激療法的應用技巧

上述研究所採用的針灸穴位經皮神經電刺激療法方案為：

≡ 頻率：2Hz

≡ 脈衝寬度：200μs

≡ 時間：40-45 分鐘

收看影片

PC-6（內關） 位置：腕橫紋上兩吋，掌長肌腱與橈側腕屈肌腱之間	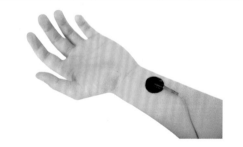
LU-7（列缺） 位置：側掌，橈骨莖突上方，腕橫紋上 1.5 吋的兩筋間	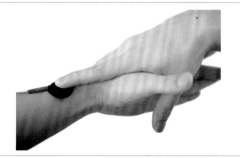

EX-B1（定喘） 位置：第七頸椎棘突下，旁開 0.5 吋	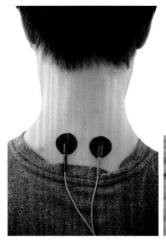 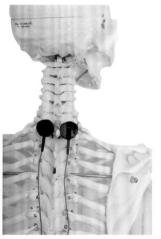
BL-13（肺俞） 位置：第三胸椎棘突下，旁開 1.5 吋	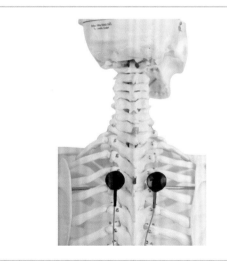

1 吋 = 中指同身吋：中指屈曲時，以中指中節橈側兩端紋頭之間的距離

注 意 事 項

　　如有安裝心臟起脈搏器，請向醫護人員查詢是否適合使用此療法方案。若是心血管疾病或肺部疾病患者，最好在首次使用前，先向醫護人員查詢適合你的方案。

結論

感謝理大的支持，讓我們有機會參與這一系列有意義的項目，並得以展示針灸穴位經皮神經電刺激療法透過早期恢復運動心率、延長運動時間和維持穩定血壓，對健康狀況正常的參與者及心臟手術後的患者的心血管系統均發揮正面作用。我們提出當中涉及的機制可能是與自主神經系統的調節和血液乳酸的降低有關。

此外，我們還展示了在健康狀況正常的參與者、慢阻肺病患者或哮喘患者中，針灸穴位經皮神經電刺激療法均維持了較高的第一秒用力呼氣容量、較低的呼吸困難感和延長的運動時間。此外，我們發現在穩定期慢阻肺病患者中，四週內每日 45 分鐘的針灸穴位經皮神經電刺激療法能改善患者的活動水平和身體功能。我們證實了肺經穴位上的皮膚阻抗與哮喘之間的關係，並證明針灸穴位經皮神經電刺激療法能夠令哮喘患者降低相關穴位的皮膚阻抗。最後，我們建立了針灸穴位經皮神經電刺激療法與血液 β 內啡肽水平以及慢阻肺病患者氣道阻力之間的關係。

鳴謝

感謝林瑋遜先生、黎雋熙先生、陳智峯先生、蔡高朗先生及盧文健先生在收集數據、測試設備以及校對、統計分析和結果列表的不懈和努力。

參考文獻

1. Antonutto G, & di Prampero PE (2003). Cardiovascular deconditioning in microgravity: some possible countermeasures. *Eur J Appl Physiol,* 90: 283-291.

2. Breuer HW, Skyschally A, Schulz R, et al (1993). Heart rate variability and circulating catecholamine concentrations during steady state exercise in healthy volunteers. *Br Heart J,* 70: 144-149.

3. Cheung LCT, & Jones AYM (2006, In press). Effect of Acu-TENS on recovery heart rate after treadmill running in normal health subjects. *Complement Ther Med,* (Doi:10.1016/j.ctim.2006.09.004).

4. Cho ZH, Hwang SC, Wong EK, et al (2006). Neural substrates, experimental evidences and functional hypothesis of acupuncture mechanisms. *Acta Neurol Scand,* 113: 370-377.

5. Cho ZH, Son YD, Han JY, et al (2002). fMRI neurophysiological evidence of acupuncture mechanisims. *Medical Acupuncture,* 14: 16-22.

6. Churchill SE, & Bungo MW (1997). Response of the cardiovascular system to spaceflight. In Churchill SE (Ed.), Fundamentals of space life sciences, Vol. 1. Krieger Publishing Company, Malabar, Fla., pp. 41-63.

7. De Vito G, Galloway SDR, Nimmo MA, et al (2002). Effects of central sympathetic inhibition on heart rate variability during steady-state exercise in healthy humans. *Clin Physiol Funct Imaging,* 22: 32-38.

8. Fox EJ, & Melzack R (1976). Transcutaneous electrical stimulation and acupuncture: comparison of treatment for low-back pain. *Pain,* 2: 141-148.

9. Fung KP, Chow OK, So SY. (1986). Attenuation of exercise-induced asthma by acupuncture. *Lancet,* 2(8521-22): 1419-22.

10. Gadsby JG, & Flowerdew MW (2000). Transcutaneous electrical nerve stimulation and acupuncture-like transcutaneous electrical nerve stimulation for chronic low back pain. Cochrane Database Syst Rev: CD000210.

11. Gaesser GA, & Brooks GA (1984). Metabolic bases of excess post-exercise oxygen consumption: a review. *Med Sci Sports Exerc,* 16: 29-43.

12. Gerosa M, Zimlichman E, Ventura D, Fanelli V, Riboldi P, Meroni P (2006). Measurement of electrical skin impedance of dermal-visceral zones as a diagnostic tool for disorders of immune system. *Lupus,* 15, 457-467

13. Gong M (2005). Effects of acupuncturing Neiguan point on the changes of middle-long distance runners cardiac blood function. *Journal of TjlPE,* 20: 66-68.

14. Haker E, Egekvist H, & Bjerring P (2000). Effect of sensory stimulation (acupuncture) on sympathetic and parasympathetic activities in healthy subjects. *J Auton Nerv Syst,* 79: 52-59.

15. Hamza MA, White PF, Ahmed HE, et al (1999). Effect of the frequency of transcutaneous electrical nerve stimulation on the postoperative opioid analgesic requirement and recovery profile. *Anesthesiology,* 91: 1232-1238.

針灸穴位經皮神經電刺激療法的實踐與應用

16. Hui KK, Liu J, Makris N, et al (2000). Acupuncture modulates the limbic system and subcortical gray structures of the human brain: evidence from fMRI studies in normal subjects. *Hum Brain Mapp*, 9: 13-25.

17. Jobst K, Chen JH, McPherson K, et al (1986). Controlled trial of acupuncture for disabling breathlessness. *Lancet*, 2: 1416-1419.

18. Jobst KA (1995). A critical analysis of acupuncture in pulmonary disease: efficacy and safety of the acupuncture needle. *J Altern Complement Med*, 1: 57-85.

19. Jones AY, Kam C, Lai KW, et al (2003). Changes in heart rate and R-wave amplitude with posture. *Chin J Physiol*, 46: 63-69.

20. Jones AYM, & Dean E (2004). Body position change and its effect on hemodynamic and metabolic status. *Heart Lung*, 33: 281-290.

21. Jones AYN, Ngai PC (2014). Acu-TENS lowers blood lactate levels and enhances heart rate recovery after exercise. *Journal of Traditional Chinese Medical Sciences*, 1, 73-80.

22. Laitinen J (1976). Acupuncture and transcutaneous electric stimulation in the treatment of chronic sacrolumbalgia and ischialgia. *Am J Chin Med (Gard City N Y)*, 4: 169-175.

23. Lao L, Hamilton GR, Fu J, et al (2003). Is acupuncture safe? A systematic review of case reports. Altern *Ther Health Med*, 9: 72-83.

24. Ng MM, Leung MC, Poon DM. (2003). The effects of electro-acupuncture and transcutaneous electrical nerve stimulation on patients with painful osteoarthritis knees: a randomized controlled trial with follow-up evaluation. *J Altern Complement Med*, 9(5): 641-9

25. Li P, Ayannusi O, Reid C, et al (2004). Inhibitory effect of electroacupuncture (EA) on the pressor response induced by exercise stress. *Clin Auton Res*, 14: 182-188.

26. Lian Y, Chen CY, Hammes M, et al (2000). The seirin pictorial atlas of acupuncture. An illustrated manual of acupuncture points. Konemann, Cologne. P.194.

27. Lin JG, Ho SJ, & Lin JC (1996). Effect of acupuncture on cardiopulmonary function. *Chin Med J (Engl)*, 109: 482-485.

28. Luo R, Liu W, & Luo X (2001). Effect of He-Ne laser irradiation on Neiguan acupoints on hemodynamics of geriatric patients with coronary heart disease. *Journal of Henan Medical University*, 36: 417-418.

29. Maier SF, Goehler LE, Fleshner M, et al (1998). The role of the vagus nerve in cytokine-to-brain communication. *Ann N Y Acad Sci*, 840: 289-300.

30. McArdle WD, Katch FI, & Katch VL (2000). Essentials of exercise physiology (2nd ed.). Lippincott Williams & Wilkins, Philadelphia; London. P.136-137.

31. Medici TC, Grebski E, Wu J, et al (2002). Acupuncture and bronchial asthma: a long-term randomized study of the effects of real versus sham acupuncture compared to controls in patients with bronchial asthma. *J Altern Complement Med*, 8: 737-750.

32. Nishijo K, Mori H, Yosikawa K, et al (1997). Decreased heart rate by acupuncture stimulation in humans via facilitation of cardiac vagal activity and suppression of cardiac sympathetic nerve. *Neurosci Lett*, 227: 165-168.

33. Peuker E, & Gronemeyer D (2001). Rare but serious complications of acupuncture: traumatic lesions. *Acupunct Med,* 19: 103-108.

34. Posner MI, & Raichle ME (1998). The neuroimaging of human brain function. *Proc Natl Acad Sci U S A,* 95: 763-764.

35. Short KR, & Sedlock DA (1997). Excess postexercise oxygen consumption and recovery rate in trained and untrained subjects. *J Appl Physiol,* 83: 153-159.

36. Shvartz E (1996). Endurance fitness and orthostatic tolerance. *Aviat Space Environ Med,* 67: 935-939.

37. Stein PK, & Kleiger RE (1999). Insights from the study of heart rate variability. *Annu Rev Med,* 50: 249-261.

38. Sugiyama Y, Xue YX, & Mano T (1995). Transient increase in human muscle sympathetic nerve activity during manual acupuncture. *Jpn J Physiol,* 45: 337-345.

39. Suzuki M, Ohno Y, Namura K, et al (2005). A case of chronic obstructive pulmonary disease (COPD) successfully treated by acupuncture. *Nihon Kokyuki Gakkai Zasshi,* 43: 289-295.

40. Syuu Y, Matsubara H, Kiyooka T, et al (2001). Cardiovascular beneficial effects of electroacupuncture at Neiguan (PC-6) acupoint in anesthetized open-chest dog. *Jpn J Physiol,* 51: 231-238.

41. Tamura M, & Chihara E (1999). The effect of head-up tilt on acupuncture-induced prolongation of R-R internal. [Japanese]. *The Auton Nerv Sys,* 36: 491-498.

42. Tracey KJ (2002). The inflammatory reflex. *Nature,* 420: 853-859.

43. Vilke GM, & Wulfert EA (1997). Case reports of two patients with pneumothorax following acupuncture. *J Emerg Med,* 15: 155-157.

44. Wang JQ, Mao L, Han JS (1992). Comparison of the anticociceptive effects induced by electroacupuncture and transcutaneous electrical nerve stimulation in the rate. *Int J Neurosci.* 95(1-3):117-129

45. Wang JD, Kuo TB, & Yang CC (2002). An alternative method to enhance vagal activities and suppress sympathetic activities in humans. *Auton Neurosci,* 100: 90-95.

46. White A, Hayhoe S, Hart A, et al (2001). Survey of adverse events following acupuncture (SAFA): a prospective study of 32,000 consultations. *Acupunct Med,* 19: 84-92.

47. Williamson JW, Shi X, Chen JJ, et al (1992). Aerobic fitness: II. Orthostasis and VO2peak following head-down tilt. *Med Sci Sports Exerc,* 24: 999-1006.

48. Wu HS, Wu SC, Lin JG, et al (2004). Effectiveness of acupressure in improving dyspnoea in chronic obstructive pulmonary disease. *J Adv Nurs,* 45: 252-259.

49. Yavuz B, Duman U, Abalie G et al. (2006). Coronary artery bypass grafting is associated with a significant worsening of QT dynamicity and heart rate variability. *Cardiology,* 106; 1: 51-55

50. Soares PPS, Moreno AM, Cravo SL et al (2005). Coronary artery bypass surgery and longitudinal evaluation of autonomic cardiovascular function. *Critical Care,* 9; 2: R124-R131.

針灸穴位經皮神經電刺激療法的實踐與應用

香薰治療的應用

劉匯文博士　　周家永博士　　陳藝文博士

Dalinda Isabel Sánchez-Vidaña

香薰治療是一種價格親民並且屬於非侵入性的補充替代醫學（Complementary and Alternative Medicine，CAM）治療方法，利用植物香薰油治療各種疾病、改善心理健康和紓緩壓力。香薰治療（aromatherapy）一名來自「香氣」（aroma）這詞，意指香氣或香味，而治療則意味著減輕疾患帶來的不適。

🔵 香薰治療是甚麼？

香薰治療是一種價格親民並且屬於非侵入性的補充替代醫學（Complementary and Alternative Medicine，CAM）治療方法，利用植物香薰油治療各種疾病、改善心理健康和紓緩壓力。香薰治療（aromatherapy）一名來自「香氣」（aroma）這詞，意指香氣或香味，而治療則意味著減輕疾患帶來的不適。根據美國國家補充和替代醫學中心（National Center for Complementary and Integrative Health，NCCIH）的定義，補充替代醫學療法可分為「自然製品」和「身心練習」這兩大類別。圖一（摘自 Sánchez-Vidaña et al., 2017）列舉了部份常見的補充替代醫學療法，也可以歸類為侵入性和非侵入性療法。其中針灸是唯一的侵入性療法，其餘如冥想、香薰治療和草藥等均被歸類為非侵入性療法。

自上世紀 1980 年代開始，現代醫學界漸漸察覺到香薰治療的普及和應用在臨床上的潛力。如今，香薰治療越來越受歡迎，甚至成為英國最常用的補充替代醫學療法之一。這引起了學術界研究人員的關注，他們探討了香薰治療對各種疾病的療效，包括減輕疼痛、減少失眠、減輕壓力以及紓緩焦慮和抑鬱情緒等。迄今為止，有不少臨床和科學證據支持香薰治療對情緒的正面影響：透過令人愉悅的香味，引發放鬆狀態，促進舒適愉快的記憶，並提升活力和減輕壓力。此外，不同研究亦顯示使用香薰來改善抑鬱症狀是一種實用的治療選擇，值得在臨床研究中深入探討，而香薰治療尤其能替癌症患者減輕抑鬱等負面情緒、疼痛、焦慮症狀和睡眠障礙等。本文將介紹香薰治療對情緒疾病的效用，以及與其他現有的治療方法作出比較。

🔵 香薰治療的用途

臨床及基礎科學實驗研究的結果，為香薰治療的抗抑鬱作用提供了證據。首先，動物研究中證實了薰衣草（圖二）香薰油或芳樟醇（薰衣草香薰油的主要化合物之一）的抗抑鬱作用，兩者均能減低實驗動物的抑鬱行為，而且與常用抗抑鬱藥相比也具有一定的應用價值。丙酮胺和氟西汀是研究中常用作對照的抗抑鬱藥，丙酮胺是 50 年代引入的第一種三環類抗抑鬱藥，氟西汀則是 1974 年研發的選擇性 5- 羥色胺再攝取抑製劑（SSRI），兩者仍在臨床普遍使用。

香薰治療亦常用於輔助癌症治療，特別是結合按摩一起進行的香薰治療。不同的研究評估了香薰按摩療法在減輕癌症患者不適的效用，並評估了香薰治療在癌症患者症狀管理中的正面作用，尤其是改善抑鬱症狀、提升生活質素和減輕心理壓力等。有證據表明，多種與情緒有關的症狀會伴隨癌症而來，影響患者的健康和生活質素，例如抑鬱、疲勞、食慾不振和噁心均是癌症患者的常見症狀。普遍而言，癌症患者尋求補充替代醫學療法的目的在於治療輕度、慢性或壓力相關症狀。患者對補充替代醫學療法的使用大致表示滿意，特別是對抑鬱症狀和生活質素的功效。

根據一項涉及孕婦作為目標群體的研究顯示，孕婦為避免使用常規藥物，非常普遍地會採用補充替代醫學療法以減輕懷孕期間的不適。據報導，大約 20% 至 60% 的女性在懷孕期間使用補充替代醫學療法，包括草藥、膳食補充劑和香薰治療等。在懷孕、分娩和產後護理時，有曾使用香薰治療的孕婦形容香薰治療可減輕疼痛、減少焦慮、噁心以及增強宮縮。另一方面，也有產後婦女使用香薰治療預防及治療焦慮和抑鬱症狀，顯示這種治療方法對孕婦和產婦有正面效果。

然而需要強調的是，研究中的參與者除了接受香薰治療外，亦有可能同時接受其他治療方法，如認知行為療法、按摩療法和冥想等。其中一項研究的結果顯示，香薰按摩療法的功效與認知行為療法相若（Serfaty, 2012）。此外，有關按摩療法在緩解癌症患者症狀方面的的研究亦表明單獨按摩有正面作用，有助緩解症狀。因此，香薰按摩療法研究中觀察到的功效，可能是按摩本身的效果，而加入香薰治療並沒有明顯的增益效果。這表明需要更多研究來證明香薰治療混合其他療法的成效。

此外，接受手術的病人同樣或可受益於香薰治療。據報導，香薰治療可用於術前患者（Stea, 2014）。最常見的治療目的包括降低焦慮和減少失眠、控制疼痛及噁心等。薰衣草、橙子和薄荷香薰油在減輕以上症狀的功效已被證實，其他效果的相關研究如減輕疼痛和控制術後感染等仍有待進行，以確保符合臨床安全標準。

➤ 香薰治療的施用方法

香薰治療的施用方法因治療師和病患而異，大致上包括以下三種類型：純吸入性香薰治療、香薰按摩療法及外用香薰油。而不同的治療方案，或會混合不同的施用方法一起使用（甚至口服），以治療不同的精神和身體障礙。

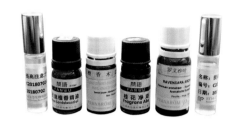

純吸入性香薰治療的施用方法會有差異，這從不同研究中各式各樣的方法可見一斑（詳情參考 Sánchez-Vidaña et al., 2017）。不同方法的主要區別在於香薰油和使用者鼻孔之間的距離。在不同的研究項目中，距離最短的方法是將用香薰油浸漬的棉花放置鼻孔中，以確保參與者能吸入大部份香薰油。在其他研究中，香薰油被放置於參與者佩戴的圍兜中約 20 厘米處，亦有將香薰油放置在離參與者鼻子約 30 厘米處的方法。而在另一項研究中，香薰油被放置於擴散器中離參與者鼻孔 30 厘米處。各種香薰治療的研究中，參與者吸入使用的香薰油量從 10 微升（約 1/5 滴）至 250 微升（約 5 滴）不等。一般而言，單一療程為時約一小時至 90 分鐘。此外，不同研究中的治療頻率差別很大，由一至兩天到八週不等。在臨床上則視患者需要而定。

將按摩結合香薰治療是另一種常見的施用方法。治療過程中，治療師或會使用一種或多種香薰油，並將這些用載體油稀釋的香薰油按摩到皮膚上，以助香薰油滲入循環系統以至全身，塗抹的位置視需要而定。然而，不同治療師的按摩手法及細節會有分別，因此研究上暫時仍缺乏一套標準化的按摩手法和方案以應用於香薰治療實驗中。

收看影片

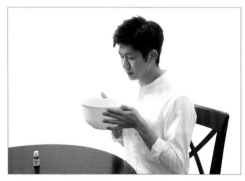

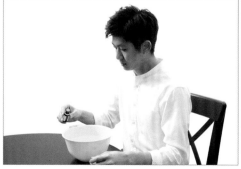

香薰治療的已知生物學原理

部份研究人員認為純吸入性香薰治療是一種快速有效的治療方案，可預防疾病和緩解病狀，例如壓力和抑鬱。香薰油含揮發性化合物，通過嗅覺系統發揮作用。香薰油分子吸入時會經鼻孔到達鼻腔，刺激鼻腔中約 2,500 萬個受體細胞，繼而通過嗅覺神經、嗅球和嗅覺神經束傳達神經訊息到大腦的邊緣系統、下丘腦和嗅覺皮層。一旦信號到達大腦，神經遞質（例如血清素）會被釋放，導致調控情緒效應。

基於與嗅覺系統的緊密關係，香薰油與鼻粘膜的距離能影響香薰油的揮發性化合物與受體細胞之間的結合作用。另一方面，由於嗅覺系統和情緒息息相關，香薰治療對焦慮和抑鬱等情緒障礙的益效亦有充分證明，不管是直接吸入或使用其他吸入方法，例如用香薰油浸漬的棉花或使用擴散器等。

另一種香薰油的施藥方法是通過外用塗抹。由於香薰油具有親脂性，故能透過皮膚吸收。香薰油能穿透皮下組織並到達血液，當中的成分可藉此到達目標細胞以發揮所需效果。

香薰油的種類

蒸氣蒸餾是最常見的香薰油生產方法。製作時蒸氣流入容納植物原料的腔室，導致含有油分的分泌組織破裂。其後油分被蒸氣帶出腔室並進入冷凝器，在那裏蒸氣遇冷變成水分，然後分離油和水以收集香薰油。製作香薰油與生產單一藥物的方式有別，香薰油是複雜的產物，每種均由許多甚至上數百種不同的份子組成，這些份子聚集一起形成了香薰油的香氣和治療特性。

薰衣草香薰油是其中一種最常用的香薰油，具有令人放鬆、抗焦慮、鎮靜和抗抑鬱的特性。薰衣草香薰油含有一種複雜成分，有約 60 種不同

163

的揮發性化合物，包含豐富的芳樟醇和乙酸芳樟酯。事實上，芳樟醇和乙酸芳樟酯的鎮靜和麻醉性質已獲證實，並且有證據表明這兩種化合物皆是薰衣草香薰油具有生物活性的原因。

佛手柑是另一種常用的香薰油，通常作為單一香薰油或與其他香薰油混合使用。其他常見香薰油還包括雪松、苦橙葉、柚子、奈若利橙花和檀香等。

◼◖ 與其他療法及療效比較

迄今為止，嚴重抑鬱症的一線治療仍然是藥物治療，其中包括約 30 種抗抑鬱藥物，如單胺氧化酶抑制劑（Monoamine Oxidase Inhibitor, MAOI）、三環類抗抑鬱藥（Tricyclic Antidepressant, TCA）、血清素去甲腎上腺素再攝取抑制劑（Serotonin-Norepinephrine Reuptake Inhibitor, SNRI）和選擇性血清素再攝取抑制劑（Selective Serotonin Reuptake Inhibitor, SSRI）。儘管市場上供應各種抗抑鬱藥，但藥物的副作用和依賴均會顯著影響抑鬱症藥物的療效。據報導，大約 60% 服用 SSRI 的患者對治療反應良好，而近 30% 的患者則缺乏正面效果（Chan, 2015）。此外，與抗抑鬱藥相關的一些副作用包括噁心、失眠、激動、體重增加、嗜睡和性功能障礙等，亦可能導致患者自行停止服藥甚至終止療程。抗焦慮藥如苯二氮卓類藥物治療會導致藥物依賴、認知障礙和身體活動功能降低的副作用，亦會對患者的日常生活產生負面影響，從而加劇抑鬱症狀。除了副作用外，抗抑鬱藥需要較長時間才能發揮效用。由於部份患者認為治療無效或無法忍受副作用，導致他們可能停止藥物療程並尋求其他治療選擇。

由於常規治療的局限，不少患者尋求補充和替代醫學以治療抑鬱和焦慮症狀。此外，臨床上的發現令嚴重抑鬱症患者增加使用補充和替代醫學，亦有部份患者視補充和替代醫學為治療抑鬱症的可能方案。一項研究報告提及，癌症患者使用香薰按摩療法後抑鬱症狀有顯著改善（Serfaty, 2012），亦提供了證據支持香薰治療的效用。

然而，香薰治療對嚴重抑鬱和焦慮症的療效，仍需更多臨床證據支持。不同的研究表明，香薰治療的效果可與其他療法相比，但不一定勝過其他療法如常規支持性護理、按摩治療和認知行為療法等。亦有其他研究顯示接受香薰治療不一定對所有患者皆有好處，因此仍需進行更多研究以發掘香薰治療的應用特點。

◆ 結論

香薰治療是一種全人的治療方法，專注於整個人而非只著眼單一症狀。在治療過程中，治療師會考慮患者的病史、生活方式、精神狀況和關注，以找出症狀的根源。從 80 年代起，醫學界觀察到香薰治療的普及和臨床應用潛力，自此其應用及研究應運而生。治療師會視乎使用者的需要，以選取適合的香薰油。在多種可用的香薰油中，薰衣草香薰油具有令人放鬆，抗焦慮，鎮靜和抗抑鬱的特性，令它成為臨床試驗中最常選用的香薰油。

本文介紹了與香薰治療相關的臨床和臨床前研究，這些研究測試了香薰油或其主要化合物對不同症狀的療效，特別是與情緒相關的症狀。不同的研究探討了香薰治療的效用，但對於嚴重抑鬱症的未來臨床應用，仍需進一步的確實證據支持。

Medical System
- Traditional Chinese Medicine
- Ayurvedic Medicine
- Homeopathy
- Naturopathy

Mind-Body Interventions
- Meditation
- Mental healing
- Prayer
- Art, music and dance therapy
- Hypnosis

Energy Therapies
- Reiki
- Therapeutic touch
- Qi gong
- Electromagnetic field exposure
- Tai Chi
- Yoga

Complementary and Alternative Medicine

Biologically-Based Therapies
- Natural products
- Aromatherapy
- Herbal medicine
- Dietary supplements
- Nutraceuticals

Manipulative and Body-Based Practices
- Chiropractic or osteopathic manipulation
- Massage
- Acupuncture

圖一：常見的補充替代醫學療法

香薰治療的應用

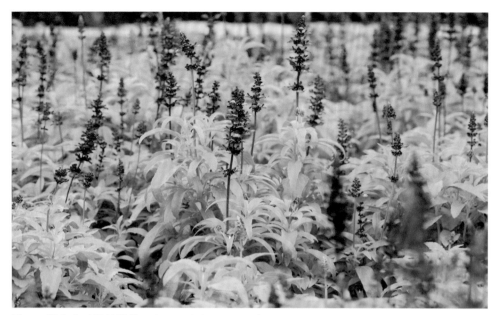
圖二：薰衣草（相片提供：Joyce S.C. Cheung）

參考文獻

1. Chan, Y. Y., Lo, W. Y., Yang, S. N., Chen, Y. H., & Lin, J. G. (2015). The benefit of combined acupuncture and antidepressant medication for depression: a systematic review and meta-analysis. *Journal of Affective Disorders,* 176, 106-117.

2. Sánchez-Vidaña, D. I., Ngai, S. P. C., He, W., Chow, J. K. W., Lau, B. W. M., & Tsang, H. W. H. (2017). The effectiveness of aromatherapy for depressive symptoms: *A systematic review. Evidence-Based Complementary and Alternative Medicine,* 2017.

3. Serfaty, M., Wilkinson, S., Freeman, C., Mannix, K., & King, M. (2012). The ToT study: helping with Touch or Talk (ToT): a pilot randomised controlled trial to examine the clinical effectiveness of aromatherapy massage versus cognitive behaviour therapy for emotional distress in patients in cancer/palliative care. *Psycho-Oncology,* 21(5), 563-569.

4. Smith, C. A., Hay, P. P., & MacPherson, H. (2010). Acupuncture for depression. *Cochrane database of systematic reviews,* (1).

5. Stea, S., Beraudi, A., & De Pasquale, D. (2014). Essential oils for complementary treatment of surgical patients: state of the art. Evidence-Based Complementary and Alternative Medicine, 2014.

香薰治療的應用

康復治療
中西薈萃科研

作者
香港理工大學康復治療科學系

責任編輯
謝妙華　陳芷欣

美術設計
Carol Fung

攝影
細權

排版
辛紅梅

出版者
萬里機構出版有限公司
香港鰂魚涌英皇道1065號東達中心1305室
電話：2564 7511
傳真：2565 5539
電郵：info@wanlibk.com
網址：http://www.wanlibk.com
　　　http://www.facebook.com/wanlibk

發行者
香港聯合書刊物流有限公司
香港新界大埔汀麗路36號
中華商務印刷大廈3字樓
電話：（852）2150 2100
傳真：（852）2407 3062
電郵：info@suplogistics.com.hk

承印者
中華商務彩色印刷有限公司
香港新界大埔汀麗路36號

出版日期
二零一九年五月第一次印刷